レスキューナースが教える

新型コロナ×防災マニュアル

コロナ禍で
災害が起きても
生き抜く！

辻 直美
国際災害レスキューナース

扶桑社

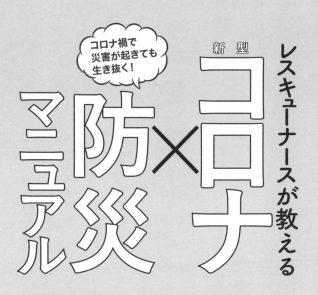

はじめに

私は防災の専門家です。

レスキューナースとして26年間、地震や水害に襲われた被災地で活動してきました。

衛生環境の悪い被災地では、風邪やインフルエンザなどの感染症が発生します。それらを蔓延させないことが、私たちレスキューナースの使命なのです。


その私が言います。「新型コロナウイルス感染症」も、災害です。

しかも、「得体のしれない災害」です。


症状の重さや致死率、どんな条件が揃ったら重症化するのか、ウイルスが変異する条件は何か——まだわからないことがたくさんあります。

人はわからないものに対して、不安になります。周りが不安になると、さらに不安になります。今は、世の中が「不安というウイルス」に感染し、それが増殖している状態です。

ましてや、今、水害や地震が起きたらどうなるのか。そんな不安を抱えてどうしたらいいかわからず、フリーズしている人が増えています。

この本を読めば、その恐怖心を払しょくできます。

実は、ウイルスも災害も、私たちにできることは明確です。原理原則と具体的な対策を知り、実践すれば、自分を守ることができるのです。

それを日常生活でできるように、私がお教えします。

コロナ＋災害という〝最悪の状況〟が起きたとしても、負けない心と体を養いましょう！

もくじ

Part 2 コロナ×災害を生き抜く！「備えと行動」マニュアル

Part 1

うつらない・うつさない！

『新型コロナ』徹底対策マニュアル

- [ ] 買い物は商品を手に取ってから吟味する→P050
- [ ] 電子マネーを使ったことがない→P051
- [ ] 公衆トイレのメイクルームにメイクアイテムを直置きする→P058
- [ ] メイク直しのスポンジは、あまり洗わない→P060
- [ ] 歯磨きは夜寝る前しかしない→P061
- [ ] 虫歯や歯周病を放置している→P061
- [ ] マスクをずらして鼻を出すことが多い→P064
- [ ] マスクを耳にかけたり顎にずらすことが多い→P064
- [ ] マスクをカバンやポケットにそのまま入れる→P065
- [ ] マスクをしていると自分の口臭が気になる→P068
- [ ] 相手の顔を見ずに話すのは失礼だと思う→P073
- [ ] 外出できないのがストレスだ→P088

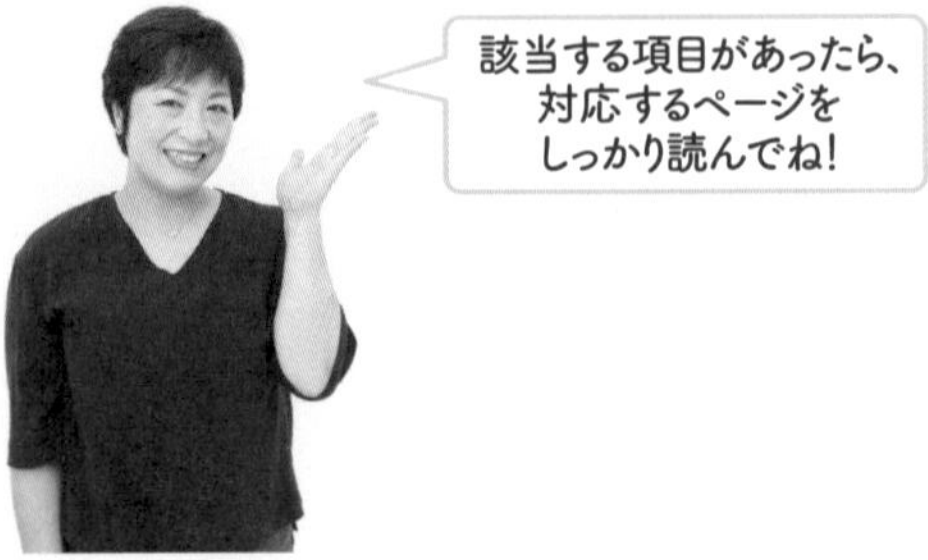
該当する項目があったら、
対応するページを
しっかり読んでね!

あなたの感染リスク度チェック

- [ ] 手を洗うときは水で軽く濡らすだけ→P014
- [ ] 消毒液はちょっとしか使わない→P014
- [ ] 顔を触るクセがある→P016
- [ ] 髪の毛をかき上げるクセがある→P016
- [ ] 消毒しすぎて手がガサガサ→P017
- [ ] 外出から帰ってきたら、そのままリビングに直行→P024
- [ ] アルコール消毒液はすぐに拭き取っている→P026
- [ ] 外出先で床に置いたバッグを、家の床に直置きしている→P027
- [ ] 床掃除は水拭きしている→P032
- [ ] 食べながらスマホを見ることが多い→P033
- [ ] ハンドソープが品薄になったとき、並んで買った→P035
- [ ] エレベーター内でべらべらしゃべる→P043
- [ ] オフィスの玄関やスーパー入り口の消毒液は使わない→P044

コロナ対策・5つのポイント」

1 手洗い

新型コロナウイルスが体内に入る際の入り口は目・鼻・口の粘膜です。汚染された手でその部分を触るとウイルスが体に入ります。だから手洗い・消毒が大切です。

2 うがい

口と喉を清潔にするのは新型コロナ対策に非常に大切。歯周病、虫歯で口の中が傷ついていると感染しやすいとされています。乾燥を防ぐためにもうがいは大事！

3 マスク

人にうつさない・自分の顔を触らないために着用します。

4 三密を避ける

換気が悪く、人がたくさんいるところには、できるだけいきません。**外食などは自己責任で、しっかり対策しているお店を選んだり、自分で対策をして楽しみます。**

私が実践している「新型

5 家をグリーンゾーンに保つ

レッドゾーンとは新型コロナウイルスがあちこちにいて、汚染されている区域、グリーンゾーンはウイルスで汚染されていない区域のこと。**外でついたかもしれないウイルスをできるだけ家の中に持ち込まない＝家をグリーンゾーンに保つことが大切**です。

6 オモロク生きる

ネガティブな気持ちになると免疫力はすぐ下がります。「笑う、好きなものを食べる、よく寝る」で抵抗力を上げるようにしています。

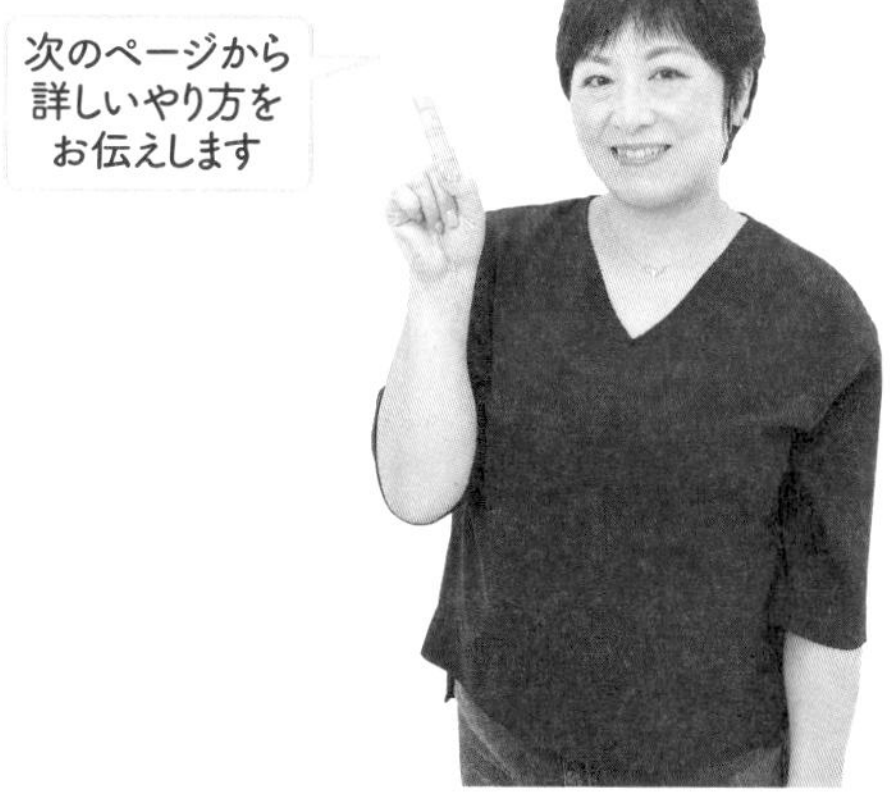
次のページから
詳しいやり方を
お伝えします

手の消毒はどうするのが正解？

そのときにあるもので最善を尽くしましょう

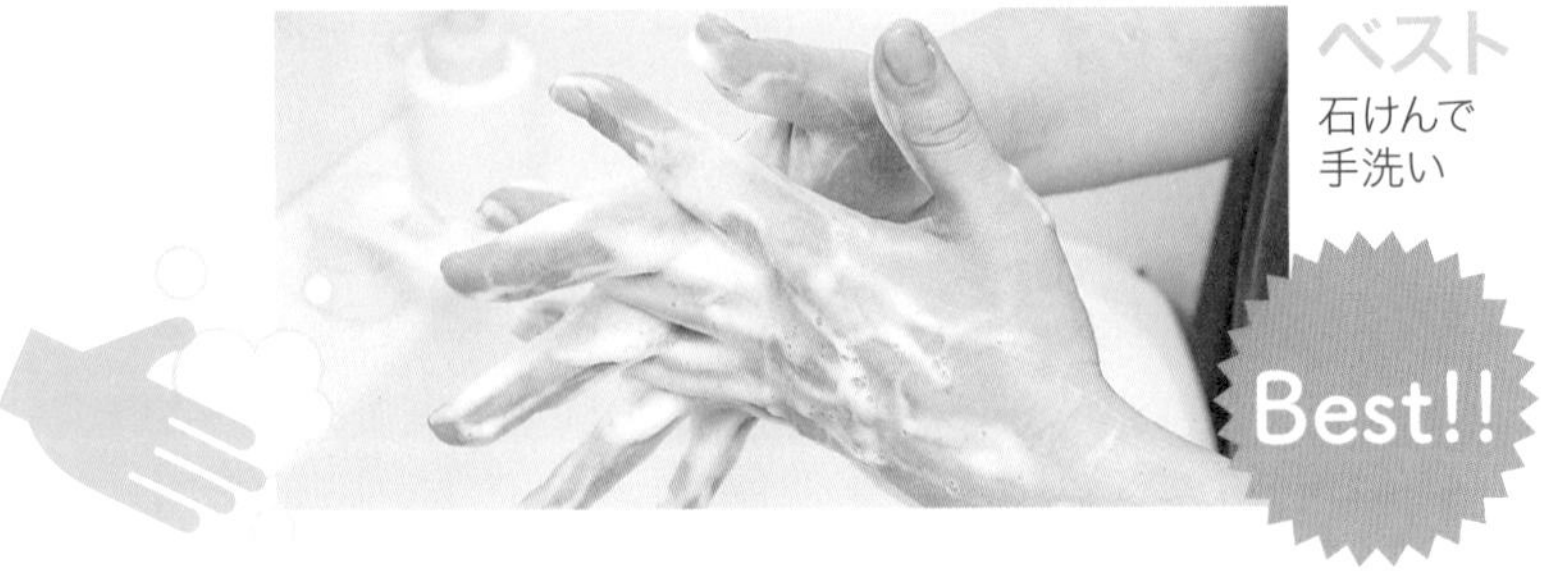
ベスト
石けんで手洗い
Best!!

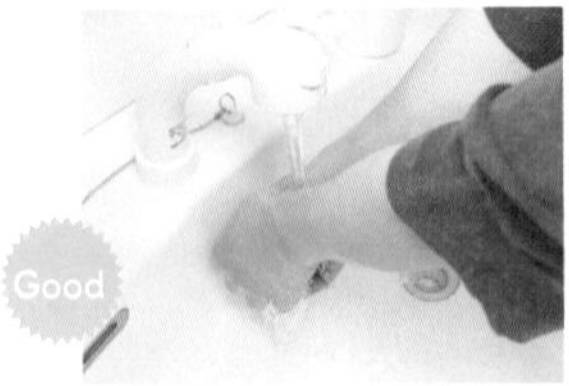
可
流水で流す
Good

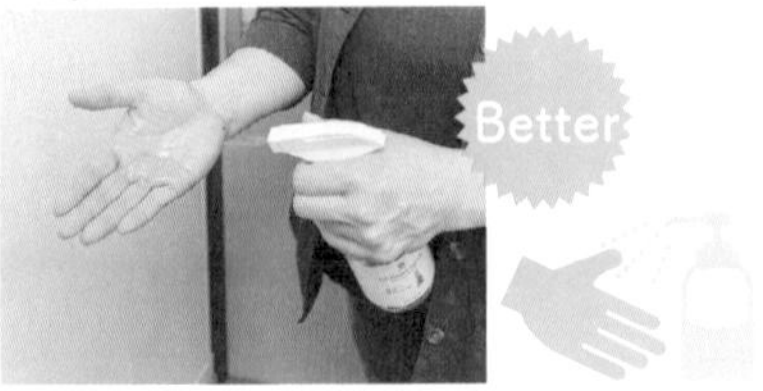
ベター
アルコール消毒
Better

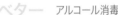

手指についたウイルスは「洗い流すこと」が最も重要です。**石けんやハンドソープで10秒もみ洗いし、流水で15秒すすぐとウイルスの数を1万分の1に減らせます。**

手洗いができない環境では、アルコール消毒液（濃度70％以上のエタノール）を乾くまでよくすり込むことが有効。アルコールはウイルスの膜を壊し、無毒化する効果があります。濃度が高いほうがいいわけではなく、95％以上になると殺菌効果が表れる前に揮発してしまいます。**ポンプ式のジェルは下までワンプッシュ、スプレーは手がびしょびしょになる程度が適正な量。**

アルコール消毒液がない場合は流水でしっかり手洗いを。流水で15秒洗うだけでも、手や指についたウイルスの数は１００分の１に減らせます。「あるもの」で最善を尽くす姿勢が大切です。

手をきれいにするタイミングは？

不特定多数の人が触るものにふれたら手の消毒を

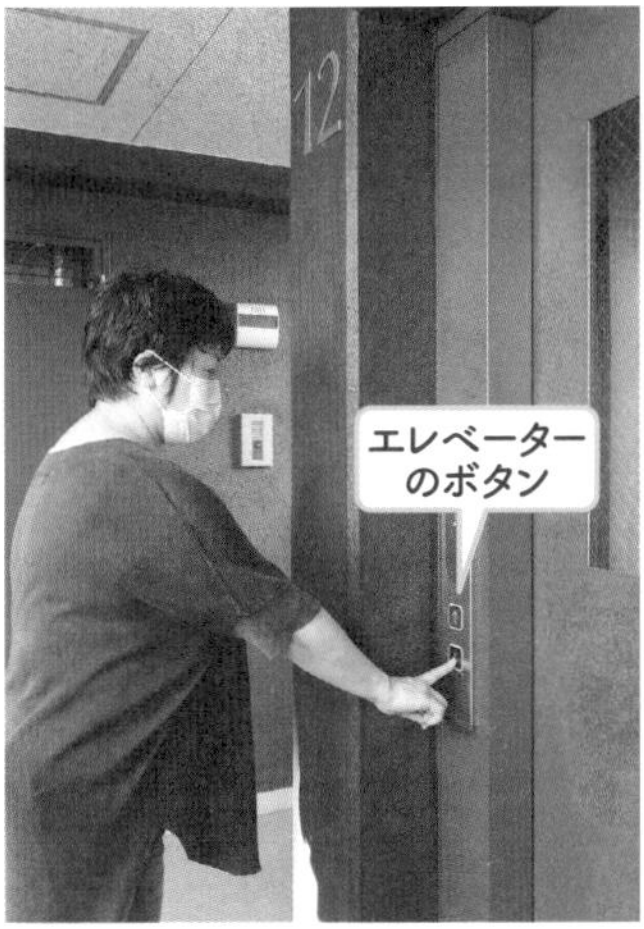

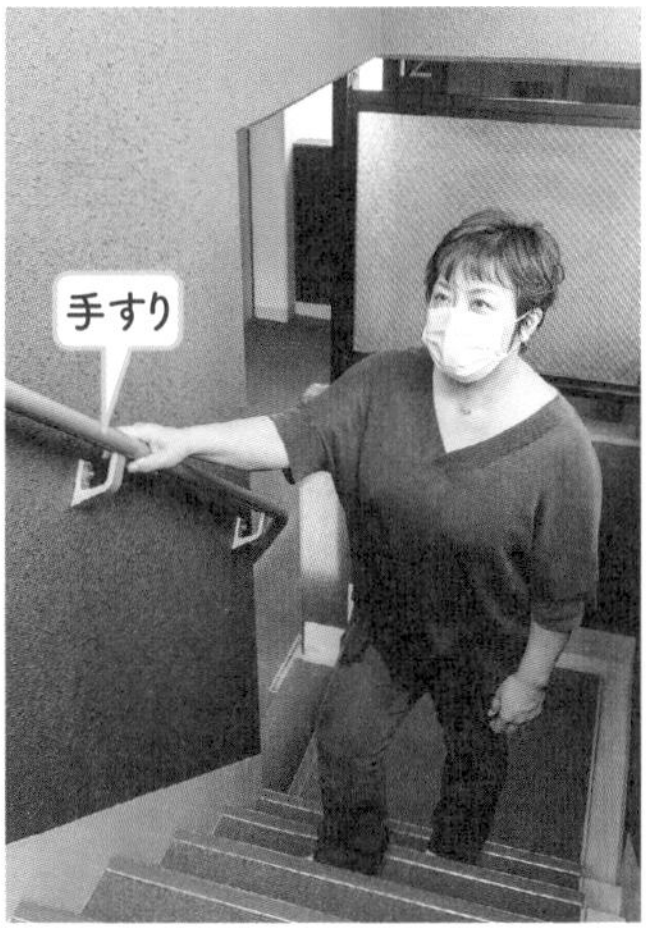

新型コロナウイルスに感染している人がくしゃみや咳を手で押さえ、その手で周囲にふれると、ウイルスがつきます。さらに、別の人がその場所に触り、**その手で口や鼻、目を触ると粘膜から感染します。これを「接触感染」といいます。**

私たちの日常生活の中には不特定多数の人が触るものがたくさんあります。エレベーターのボタンやドアノブ、階段の手すり、買い物カゴ、タッチパネルなど。大勢の人が触るものにふれたら、すぐに手をきれいにしましょう。

手を洗いにいける状況なら、石けんで手を洗うのがベストですが、難しければ、**アルコール消毒だけでもOK。**液体タイプは乾くまでに少々時間が必要ですが、ジェルタイプならすり込むだけなので短時間で済みます。私も普段から持ち歩いています。

対策の基本

ウイルスが手についただけでは感染しません！

目をこすらない、顔にふれない。無意識のクセに要注意！

髪に触る

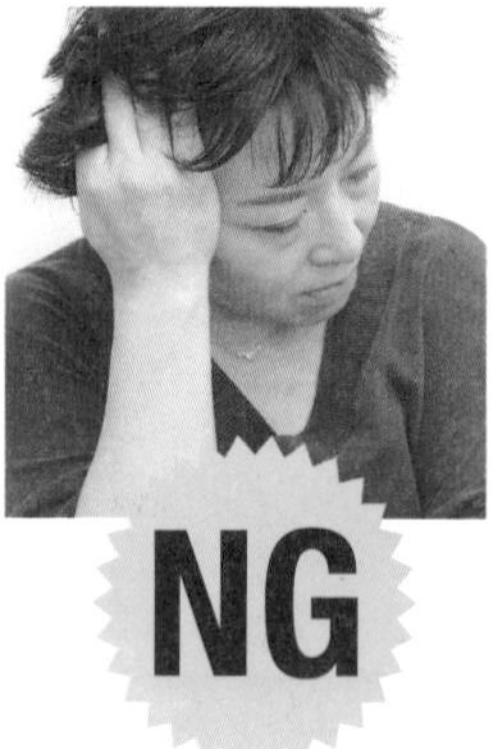

鼻の穴にふれる

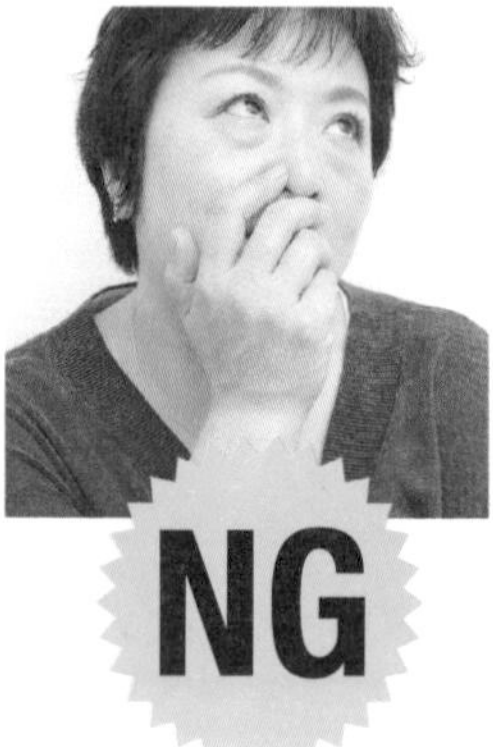

目をこする

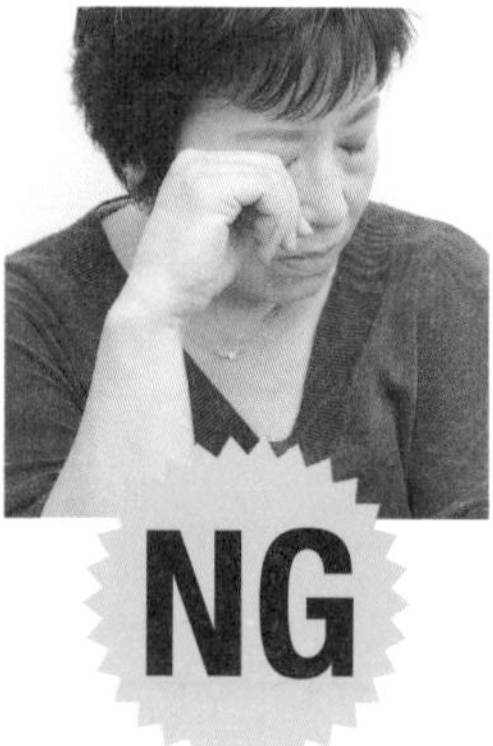

手にウイルスがついたら、新型コロナに感染してしまう……。そんな誤解をしていませんか？　ウイルスが手についただけでは感染しません。ウイルスがついた手で顔を触り、口や鼻、目などの粘膜を通してウイルスが体内に入ったときに感染するのです。症状は人それぞれ。ただし無症状でも人にうつす可能性があるので、感染しないことが大事です。

人は無意識で顔を触ります。その回数は平均すると1時間で23回にも及ぶといわれます。頬杖をつくと、口まわりを触ってしまうものです。目をこするクセも感染リスクを高めます。髪にもウイルスがつく可能性が高いので、**髪をかき上げるクセのある人は要注意。**

マスクには、「不用意に顔を触る機会を減らす」という効果もあるので、外出時にはできるだけ外さないこと！

手洗いと保湿は必ずセットで！

手荒れは感染のリスクを高めます

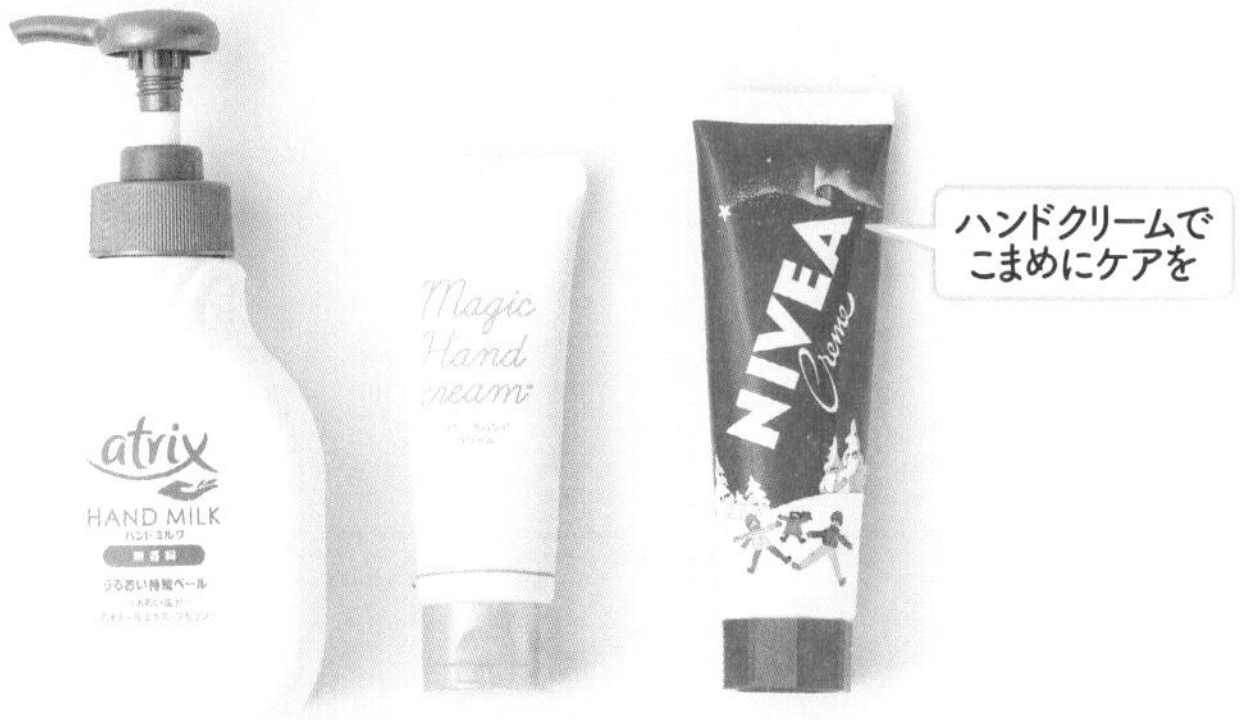

右からニベア、マジックハンドクリーム、アトリックス。

頻繁な手洗いや手指消毒で、手が荒れていませんか？　これ、実は危険です。**手の表面にたくさん傷がついている状態なので、ウイルスが体内に侵入しやすくなります。**手荒れによる感染リスクを防ぐためには保湿が大事。手洗いや手指消毒をした後は、必ず保湿もするように習慣づけましょう。

写真は私が愛用している保湿アイテムです。**保湿さえできればいいので、好きなものを選んでください。**写真右の「ニベア」は全身に使えるのでバッグに必ず1本入れています。中央の「マジックハンドクリーム」は1回つけると約4時間、除菌のベールをつくってくれるというアイテム。こうした新しい商品を購入するときは、必ず成分や効能を納得いくまで自分で調べます。左の「アトリックス」は濡れた手にそのまま使えるのが便利で使っています。

私が毎日持ち歩いている「コロナ対策ポーチ」の中身

外出時のコロナ対策はこのアイテムで行います

消毒液や石けんはどこにでもあるとは限りません。感染リスクを下げるために、自分で用意して持ち歩きましょう。

手洗い・消毒アイテム

❶逆性石けんを希釈したもの
携帯用の消毒液として持ち歩きます。手にもテーブルなどにも使えて便利。ただしべたつきが気になるかも。❷のエタノールはかさつくので、手にはこちらを使います。不特定多数の人が触っていそうな場所に吹きかけて、3分置いたらティッシュで拭き取りましょう。携帯に便利な100均のガラス製アトマイザーに入れています。

❷無水エタノールを希釈したもの
外食時のテーブルや、オフィスのデスク、共有スペース、公衆トイレなど、気になったら吹きかけて消毒します。吹きかけたら1分待ってからティッシュで拭き取るといいでしょう。すぐに乾き、べたつかないので、ものに使うならエタノールが便利です。ただし材質によっては傷めてしまうので要注意。こちらも100均のアトマイザーに入れています。

❸市販の携帯用アルコールジェル
手指の消毒に使います。手を傷めずに効果が出る、アルコール濃度70～83%のものを推奨。

❹ポケットティッシュ
汚染されていそうな場所をから拭きしたり、アルコール噴霧後に拭くときに使います。外したマスクが汚染されないように挟むのにも（P65参照）。

※❶❷❸は全部持ち歩かなくても大丈夫。❶か❷はお好みで、プラス❸があれば安心です。

❺手ぬぐい
手洗い後に手を拭くためのもの。すぐに乾くのでハンカチより使い勝手がいいです。

保湿アイテム

❻ハンドクリーム
頻繁な手洗い・手指消毒で手が荒れるのを防ぎます。

❼リップクリーム
唇が切れていると新型コロナウイルスの感染経路になるため、感染確率が上がります。マスクと接触するのでカサカサになりがちな唇のケアは必須です。

マスク関連アイテム

❽ハッカ油スプレー
マスクにふりかけて気分転換に。イライラしたときの空気清浄にも。

❾マスク3枚
不織布のマスクが息苦しいとき用にほかの素材のものも持ち歩いてます。3枚あれば1枚は予備、1枚は人にあげられるという心の余裕につながります。

❿マスクケース
市販のものでもいいですが、クリアファイルをカットして自作できます（P66参照）。

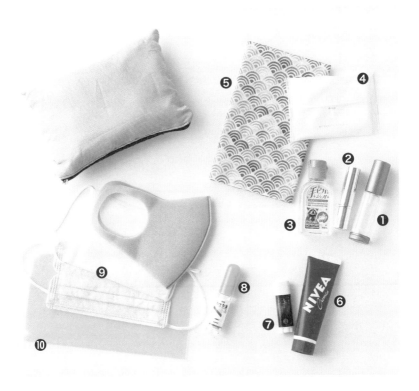

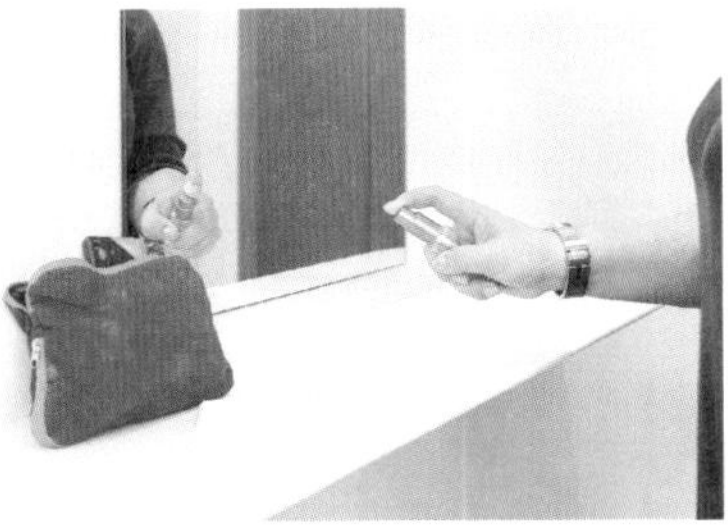

逆性石けん、無水エタノールは共用スペースなど、気になる場所を消毒するのにおすすめ。逆性石けんは３分、無水エタノールは噴霧後１分置いたらティッシュで拭き取って。

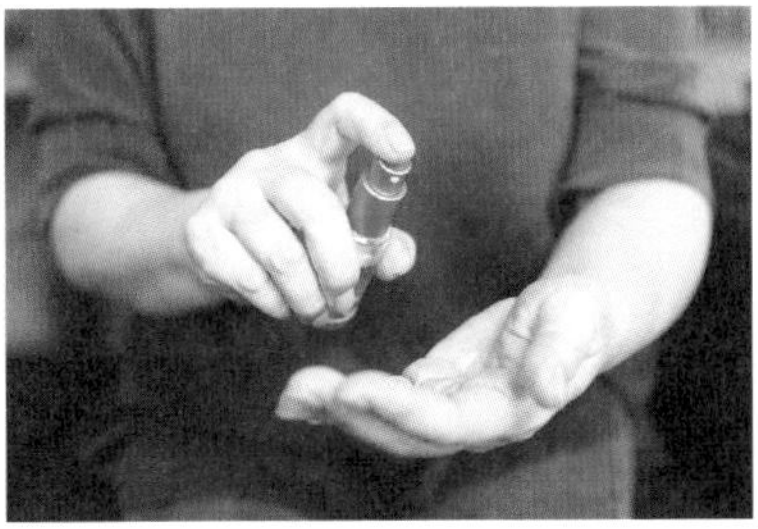

アトマイザーに入れた逆性石けんは主に手指の消毒に使います。

マスクの外し方・捨て方

マスクの外側はなるべく触らない！

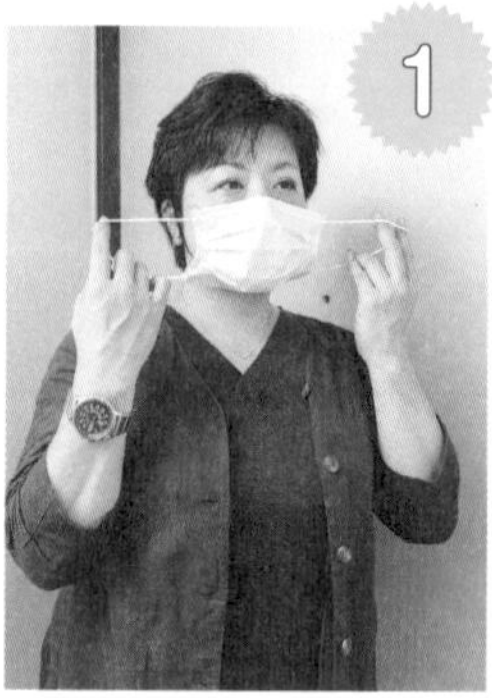

マスクの布面にはふれず、紐をつまむ。

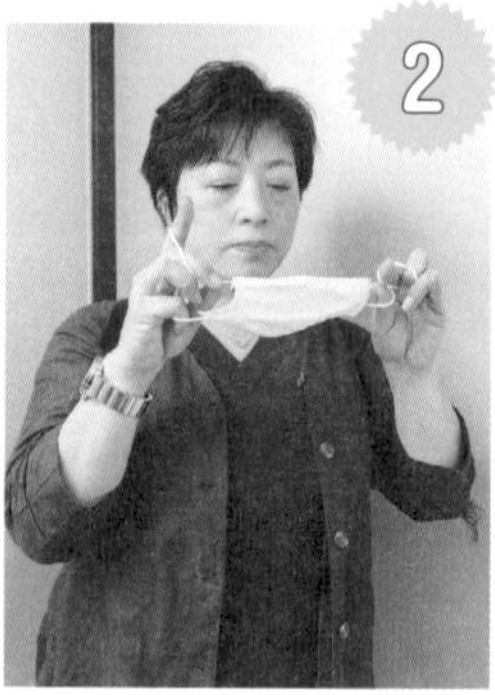

マスクを外す。

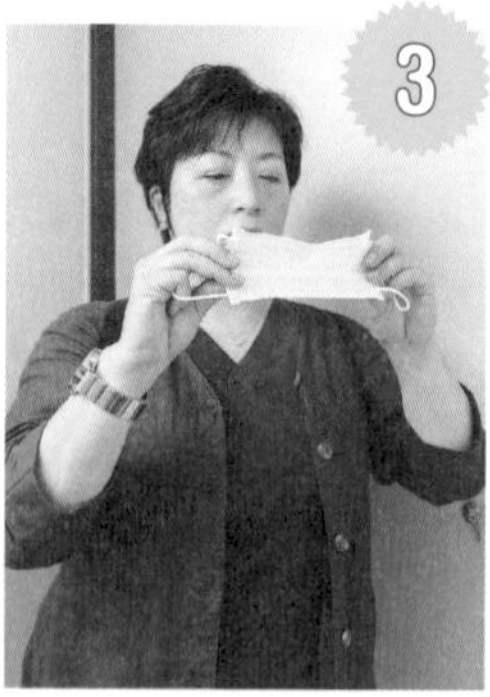

マスクの両端を持つ。

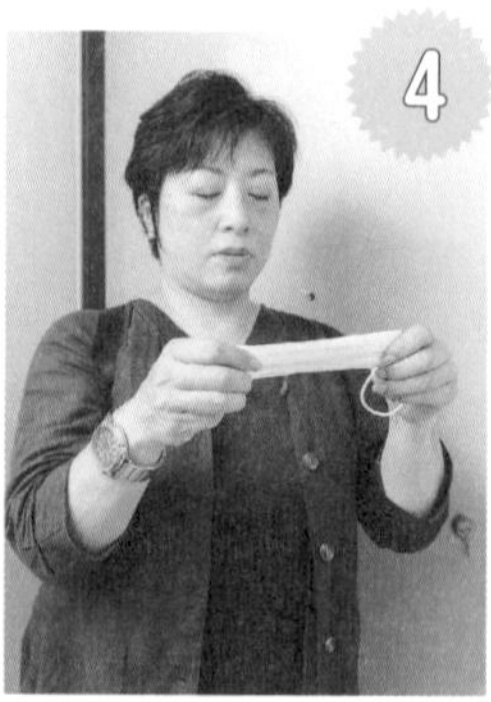

内側を表にしてマスクを二つ折りにする。

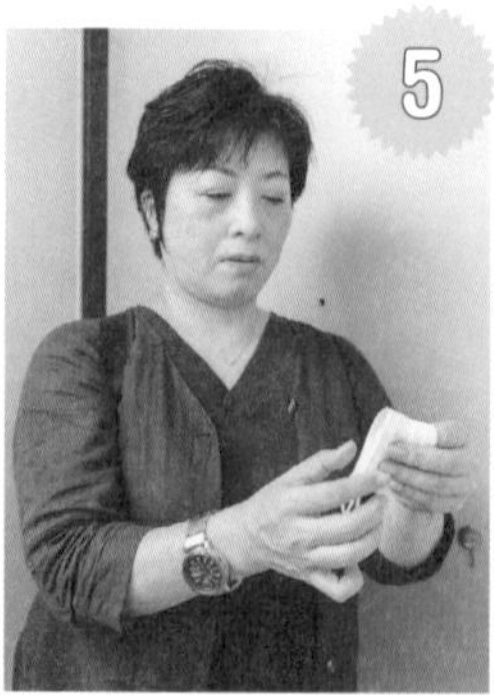

真ん中でさらに二つ折り。

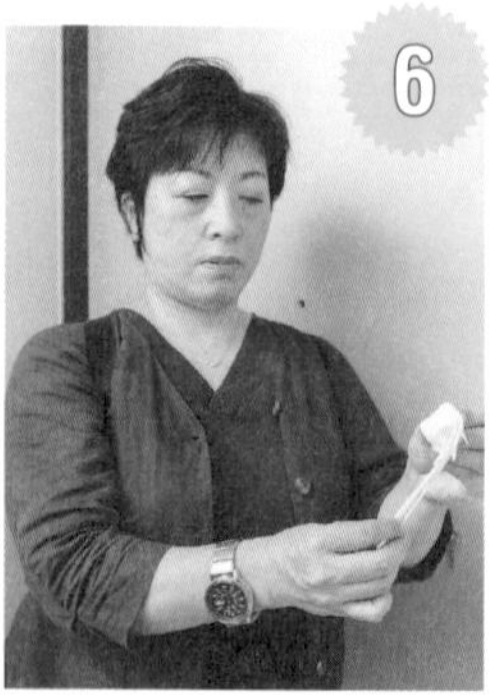

もう２回ほど折って小さくまとめる。

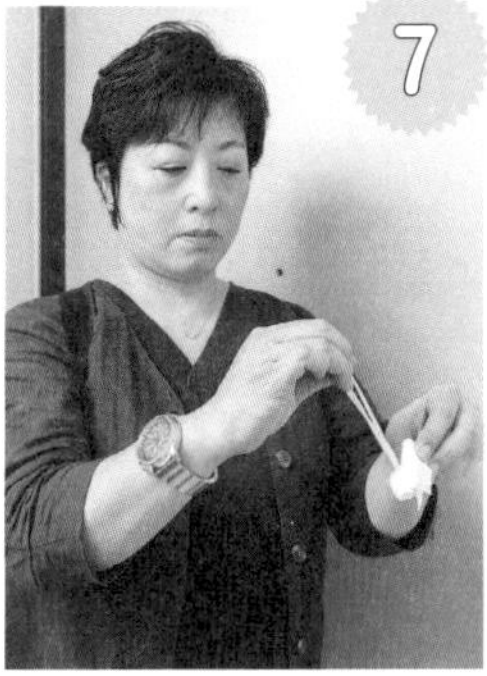

紐をマスクに巻き付ける。

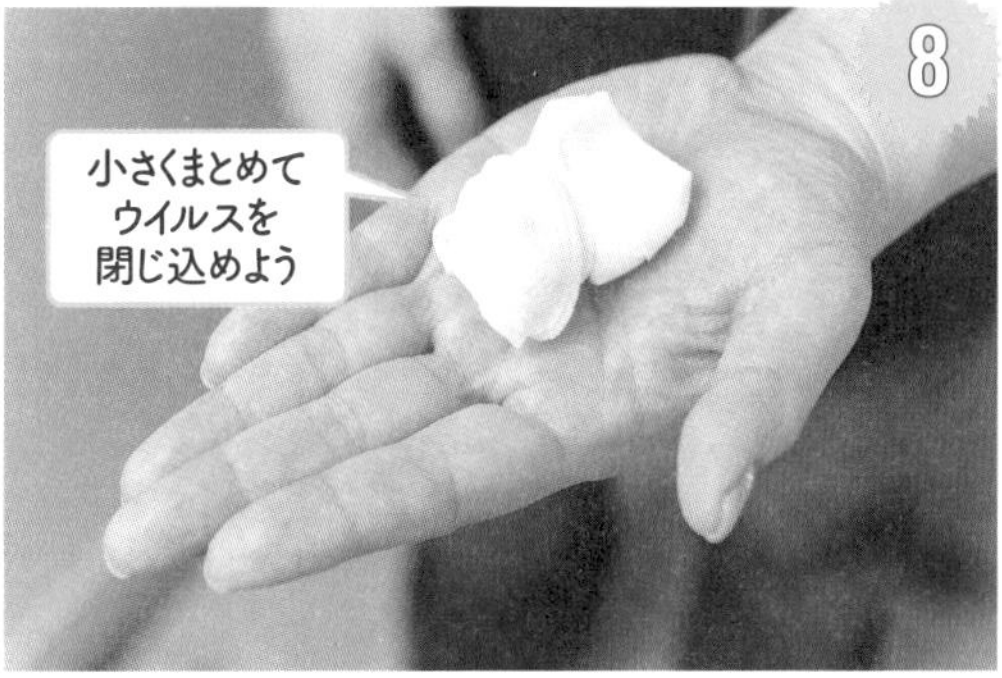

小さくまとめて

閉じ込めよう

紐が外れないように、しっかり結んでとめる。

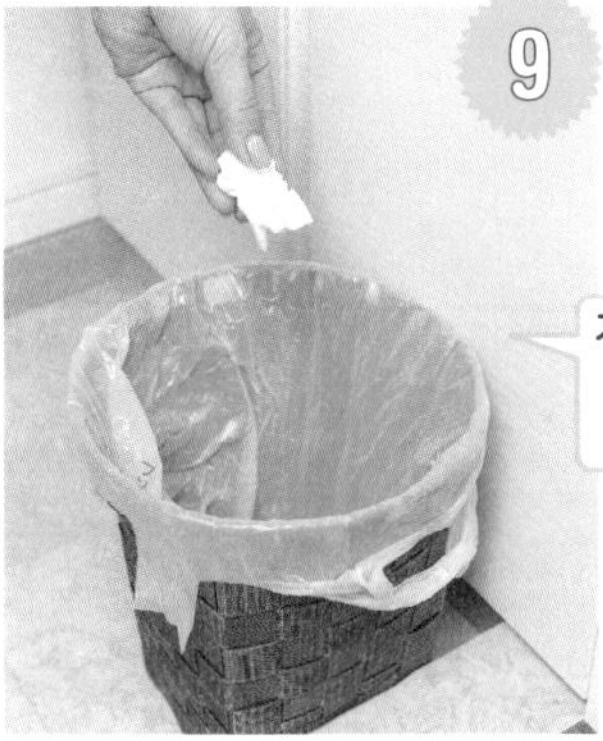

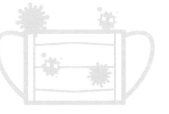

不織布のマスク
は使い捨てが
原則です

あらかじめ玄関に用意しておいたゴミ箱や袋に捨てる。

外出先から帰宅したら、私が最初にするのはマスクを外すこと。外側についているウイルスを室内に持ち込まないためです。玄関で外して、その場で捨ててしまうことをおすすめします。

マスクの外側は、あなたが思っているよりも汚染されています。息を吸うたびに、**空中に浮いているウイルスや菌をバキュームして、くっつけている**からです。マスクの外側にはウイルスがたっぷりついていると考えて、なるべく布面には触らないようにしましょう。**手を汚染する機会をなるべく減らすことが、感染リスクを下げる**のです。

大抵の人は、マスクの外側を指でつまんで外しています。これからは、紐を持って外すことを意識してください。これはナースのテクニックです。3日もやれば慣れて、意識しなくても紐をつまんで外せるようになりますよ。

玄関にはアルコールとティッシュ、ゴミ入れを置いておく

マスク処分と消毒の準備をしておくこと

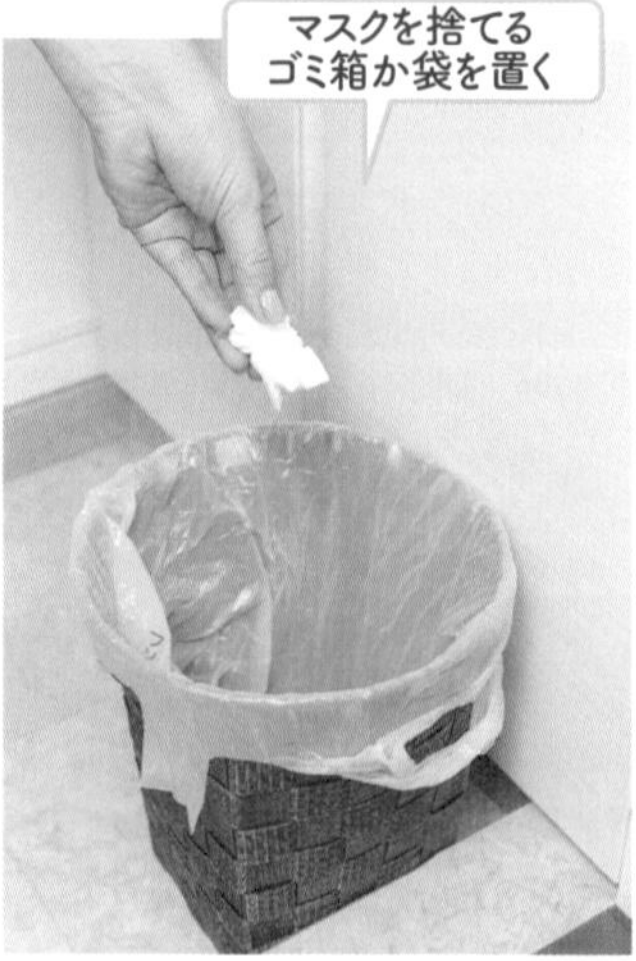
マスクを捨てる
ゴミ箱か袋を置く

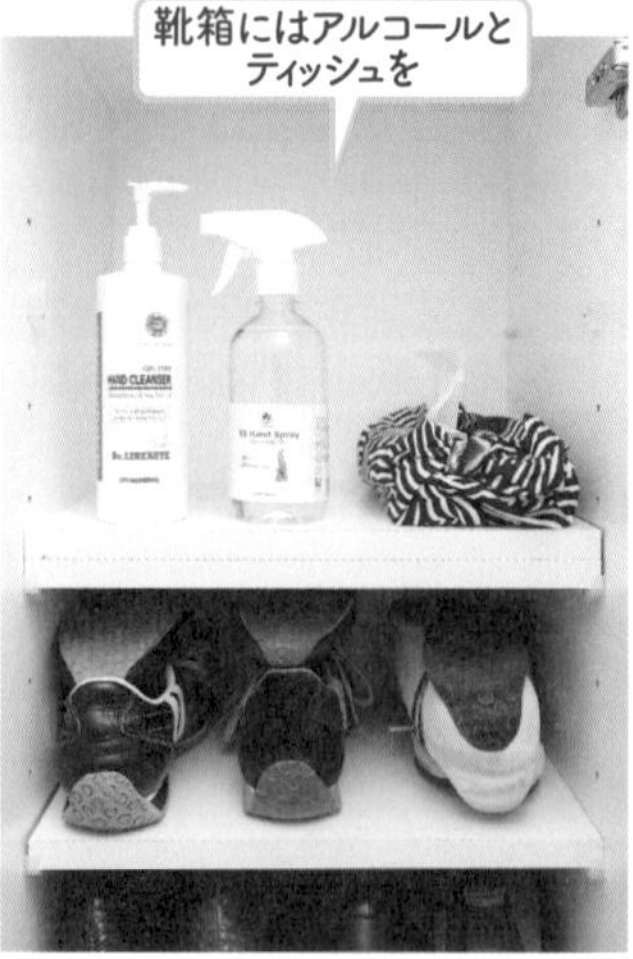
靴箱にはアルコールと
ティッシュを

帰宅したらまず玄関でマスクを外し、その場で捨てます。このとき、玄関にマスクを捨てるためのゴミ箱か袋をあらかじめ用意しておくのがポイントです。**マスクの外側にはウイルスがついている可能性が高いため、リビングやキッチン、寝室などの室内に持ち込むことは避けたい**のです。

マスクを処分したら、アルコールで手指をきれいに消毒した後、内側のドアノブを消毒します。外から持ち込んだウイルスがあったとしても、ここで**しっかり消毒してシャットアウト。**私は靴箱の中に、手指消毒用のアルコールジェルとドアノブ消毒用のアルコールスプレー、そしてティッシュを用意しています。ジェルタイプはすぐに乾くので便利ですが、アルコールが揮発するまで待てるなら、スプレーのみを用意するやり方でもかまいません。

まずは玄関で手指消毒を

あちこち触る前に消毒するのがコツ

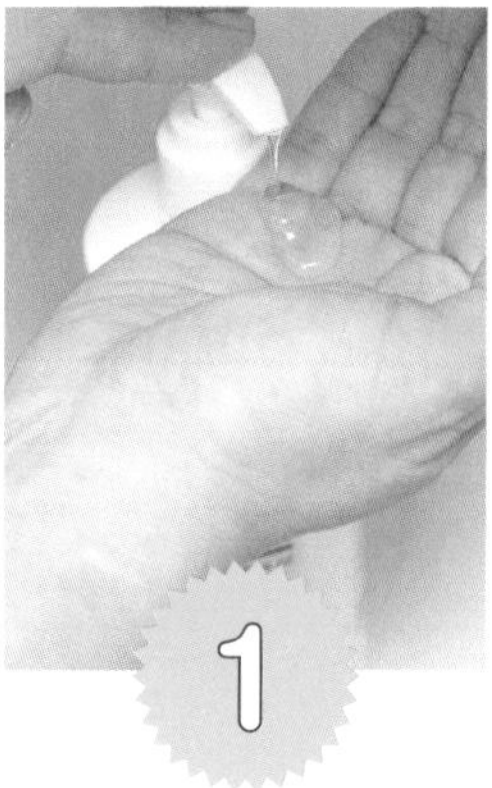

しっかりワンプッシュ

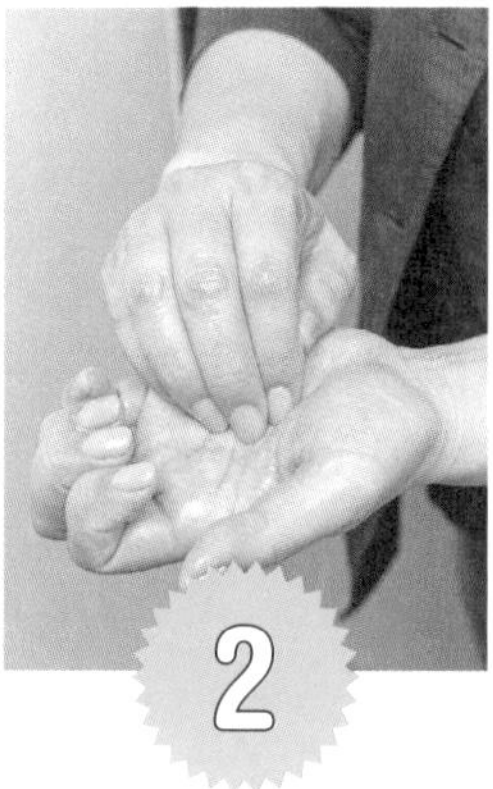

爪の間も消毒

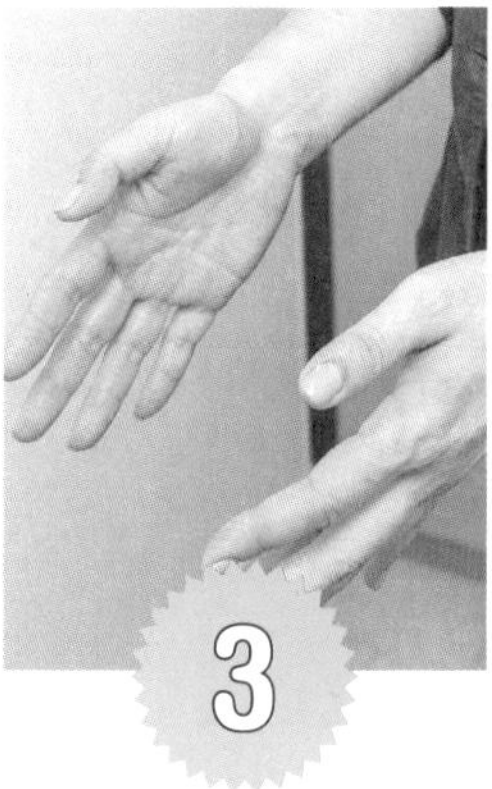

乾くまで待つ

「帰宅後すぐに手を洗うなら、玄関での手指消毒をしなくてもいいのでは?」とよく聞かれます。でも、洗面所に着くまでの間に、電気のスイッチを押したりはしていませんか? また、**ウイルスがついたままの手で触ることで、水栓ハンドルを汚染してしまいます。**

だから私は、まず玄関で最低限の消毒をします。人はどこにも触っていないつもりでも、無意識にどこかを触るものだからです。そんなときも、玄関で〝プレ消毒〟をする習慣があれば、汚染エリアを広げずに済むという安心感があります。

プレだからちょっとの量でいいでしょ、と思わないで。**ポンプ式ならしっかり下まで押し込み、1回分の適量を使いましょう。**量をケチってウイルスを死滅させられないのでは、やる意味がありません。

レスキューナースの「ガウンテクニック」

ウイルスを室内に持ち込まない対策

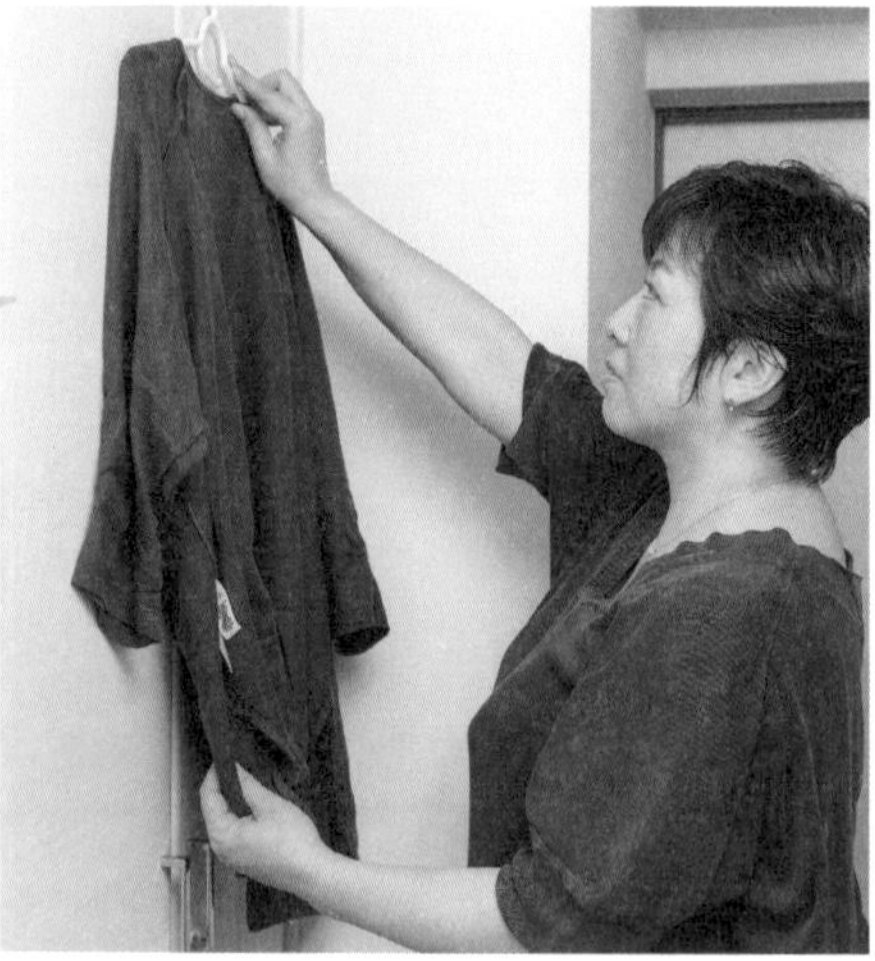

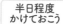

外出から戻ってきたら、玄関で上着を脱ぎます。ウイルスなどがついた洋服を室内に持ち込まないためです。脱いだ服は内側が表になるようにして、しばらく置いておきます。これは看護師が感染症病棟に出入りするときの「ガウンテクニック」。**被災地でも感染症予防のために応用しています。**

私は夏場でもシャツなどを羽織って出かけ、帰宅後すぐに脱ぎます。なので、玄関には上着をかけるためのハンガーを用意しています。綿やウール素材の上着であれば、**玄関に半日程度かけておけば、その後リビングに持ち込んでも問題ない**と考えます。まんべんなくアルコールスプレーを吹きかけてしっかり乾いた後なら、半日経たずに持ち込んでもOK。ただし、一日中外出していたような場合は繰り返し着るのを避け、洗濯に回します。

ランドリーボックスを玄関に置くのもおすすめ

脱いだ上着を室内に持ち込まない

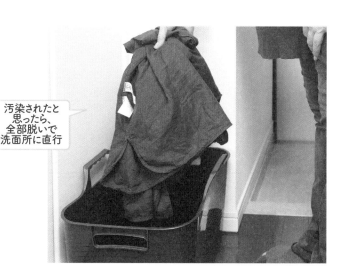

汚染されたと
思ったら、
全部脱いで
洗面所に直行

「玄関で脱いだ上着をかけるためのハンガーを取り付ける場所がない」というケースもあるでしょう。そんなときは、ランドリーボックスや段ボール、ゴミ袋などでも代用できます。大事なのは、**ウイルスがついているかもしれない上着をそのまま室内に持ち込まないこと。**外出したときの服装のまま、リビングなどに直行するのを避けたいのです。ウイルスは玄関にとどめるのが対策の基本です。

仕事などで三密を避けきれない場面が出てくるかもしれません。そういうときは、帰宅後の行動が重要になってきます。私なら、**手指をプレ消毒した後、洋服は玄関で脱げるだけ脱いでしまいます。**そしてランドリーボックスに入れ、すぐにシャワーを浴びます。リビングでくつろぐのは、ウイルスを洗い流してからと決めているのです。

ドアノブも消毒を

手指消毒後に行うこと！

アルコールは
1分置いたら
ティッシュで拭き取る

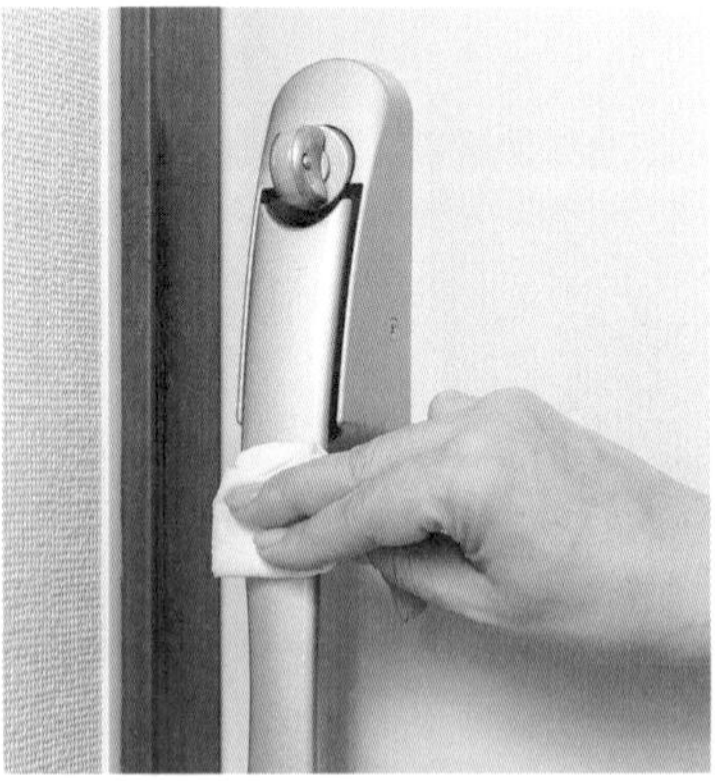

ドアノブを傷めない
消毒液をスプレーする

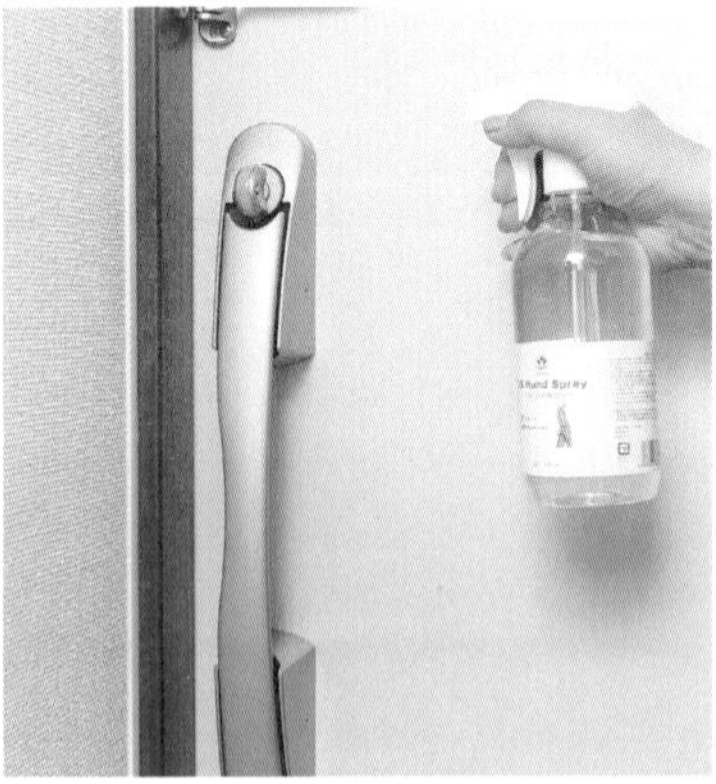

ドアノブを消毒するのは「手をきれいにした後」が基本。**せっかく消毒しても、ウイルスがついた手で触ったら、また汚染してしまう**ためです。

ドアノブの消毒にはアルコールが有効ですが、台所用漂白剤（次亜塩素酸ナトリウム）や家庭用洗剤の主成分、界面活性剤も有効。アルコールがなくても代用できます。

台所用漂白剤を使う場合は、主成分である次亜塩素酸ナトリウムの濃度が0・05％になるように薄めた液でドアノブを拭いた後、水拭きします。家庭用洗剤を使うなら、新型コロナウイルスに効果のある界面活性剤が含まれているものを選びましょう。NITE（独立行政法人製品評価技術基盤機構）のHPで確認できますよ。使い方もしっかり書いてあるので、正しいやり方でしっかり消毒してください。

バッグは床に直置きしない

ウイルスがついている可能性があるものを床に置かない

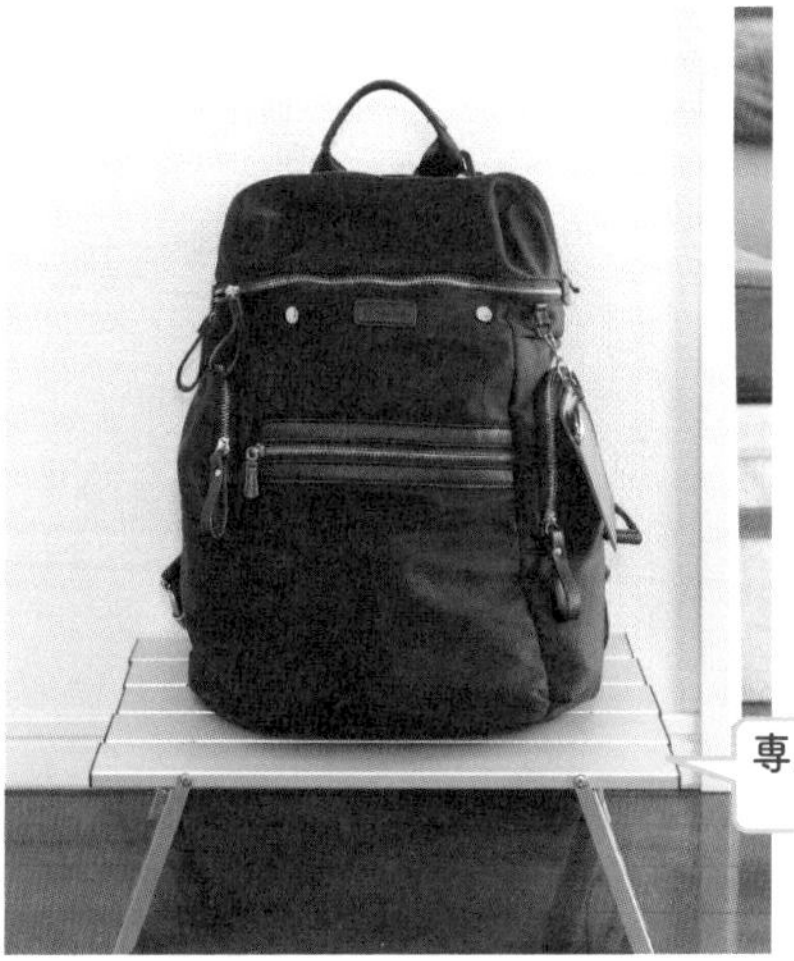

外出時に持ち歩いたバッグにも、知らないうちにウイルスがついているかもしれません。直接リビングの床に置くと、室内にウイルスを持ち込んでしまう可能性があります。

床に座る生活様式の人は、床に手をつくことでウイルスにふれる恐れがあります。**走り回るお子さんやペットがいるご家庭では、床に落ちたウイルスが舞い上がりやすい**と考えています。ウイルスはホコリのようなものなので、空気中に舞い上がり、壁などについてしまうのです。我が家では、バッグの定位置を1500円ほどで買ったキャンプ用のミニテーブルと決めて、直置きを避けています。

外出時にはバッグを床に置かないことが大事。特に、不特定多数の人が乗り降りする電車内では、絶対に直置きしないようにしています。

手についたウイルスをしっかり流すコツ

ナースが実践している手洗いの仕方

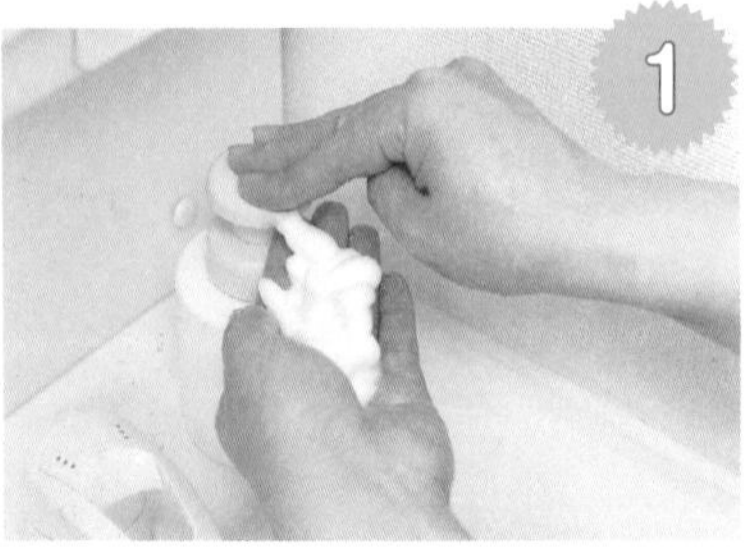

手を水で濡らしたら、十分な量のハンドソープを手に取る。

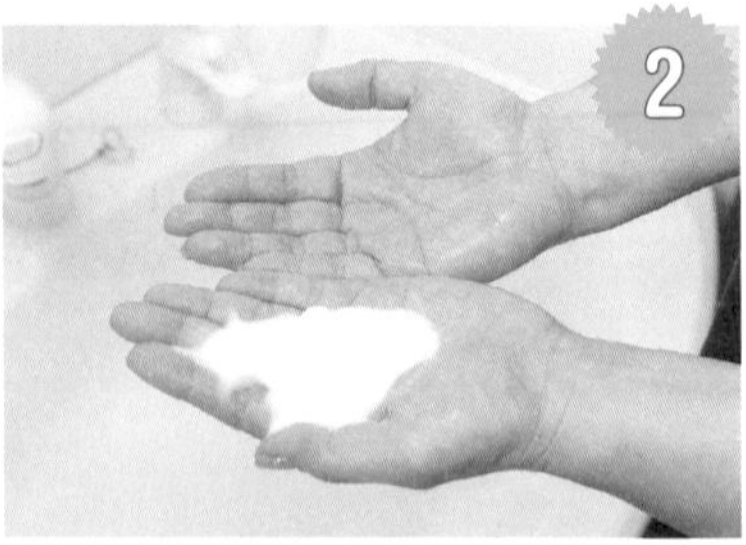

泡タイプなら３プッシュ分ほどが適量。しっかり洗うためにはケチらないこと。

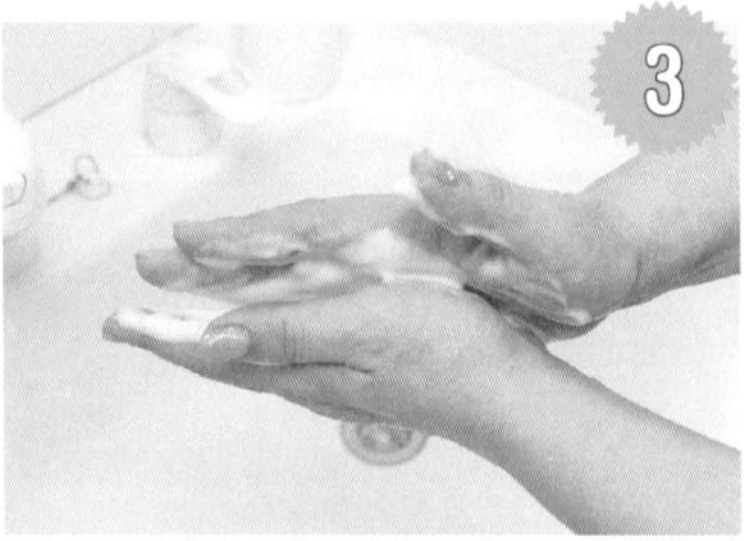

手のひらをこすり合わせて、泡をまんべんなく広げるように洗う。

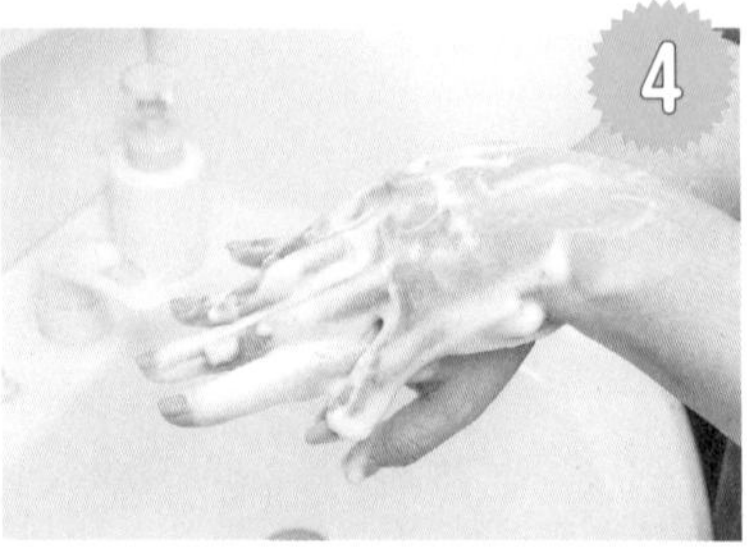

手の甲もしっかりと洗う。手の甲の皮膚を伸ばすようにこするのがポイント。

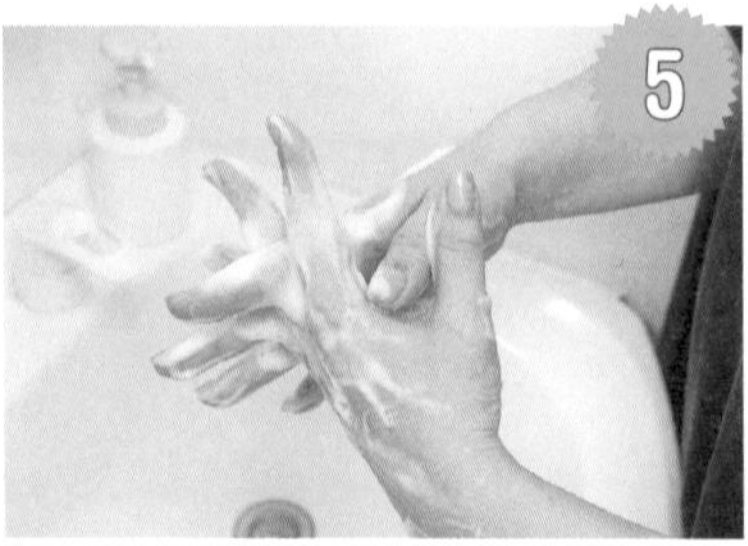

指の付け根も丁寧にこすり合わせて洗う。

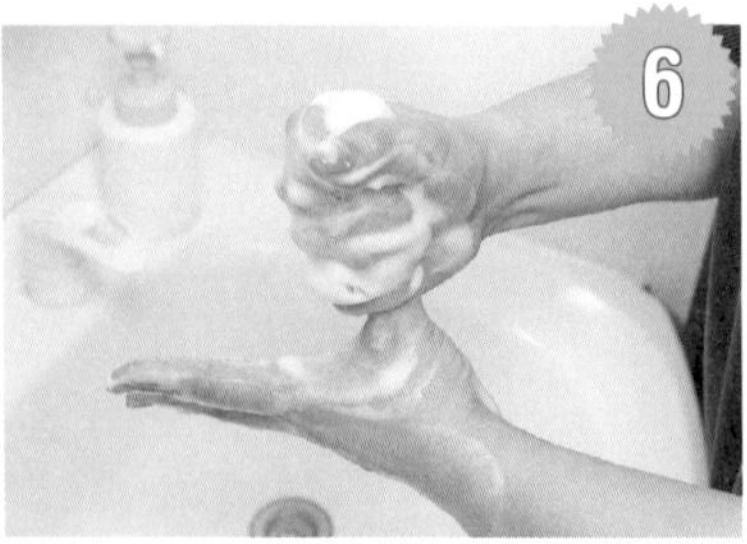

親指から小指まで、手のひらを使って一本ずつねじるように洗う。

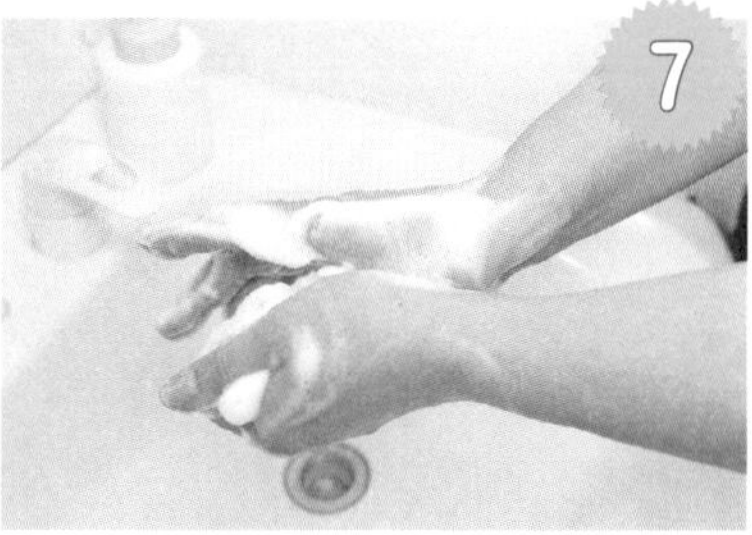

親指の側面同士、小指の側面同士もこすり合わせてしっかり洗う。

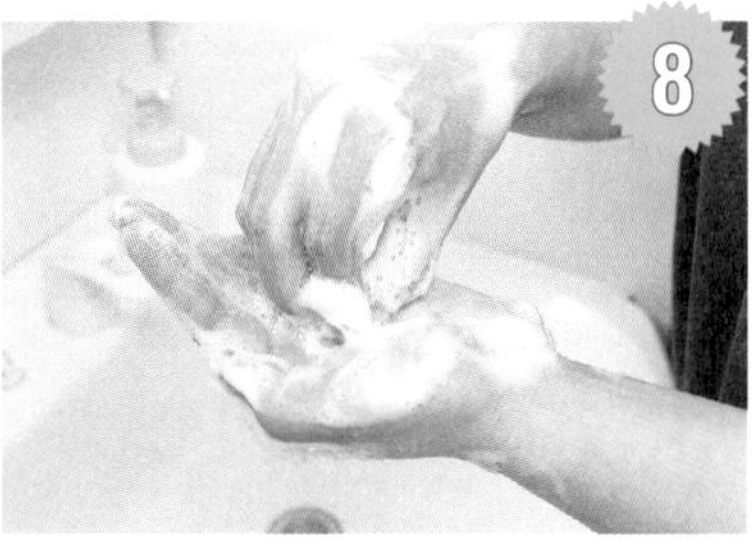

指先・爪の間を手のひらで円を描くようにこすり、泡を入れ込む。

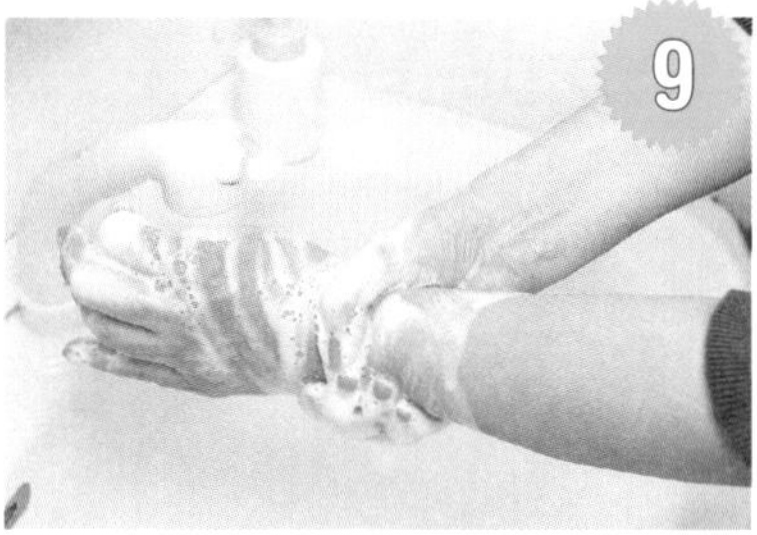

手首も意外と汚染されている。忘れずにしっかり洗うこと。

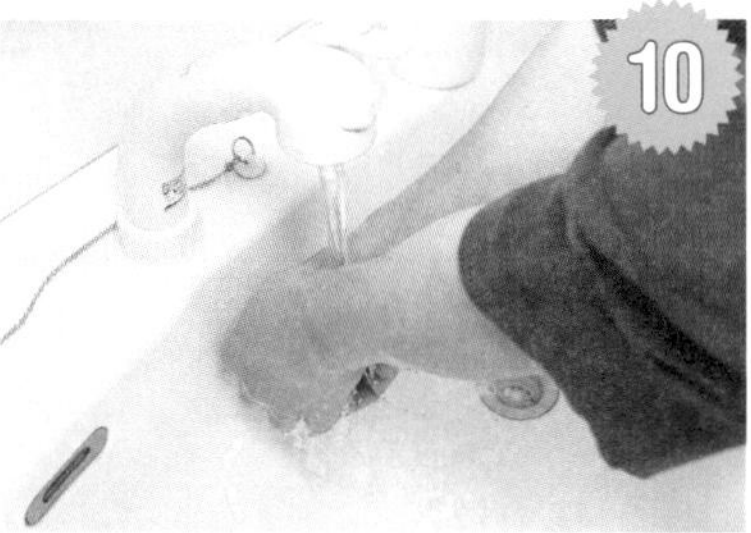

指先を下に向けて、流水で 20 秒流す。

手を洗うときは、写真の①〜⑩の手順を参考にしてください。これはナースなら誰でも習慣として身につけている手洗い法。看護学校で厳しく叩き込まれます。それだけ、**正しい手洗いは感染症予防に大切**なのです。

手洗いには「ハッピーバースデー」を2回歌うくらいの時間をかけて、といわれますよね。なぜかというと、**微生物を取り除くには30秒以上の手洗いが必要**とされているから。①〜⑨を行うと、だいたい30秒くらいかかります。

すすぎの際に指先を下にする理由は、ウイルスをしっかり流すため。上に向けてしまうとウイルスが手に残ってしまうので気をつけて。

ハンドソープや石けんがない場合も、③〜⑩の手順は変えずに行うこと。

洗い終わったら、清潔なタオルやペーパータオルでしっかり押さえ拭きを。

手の汚れやすい箇所を知っておく

洗い残しがないか注意！

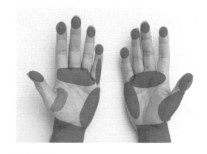

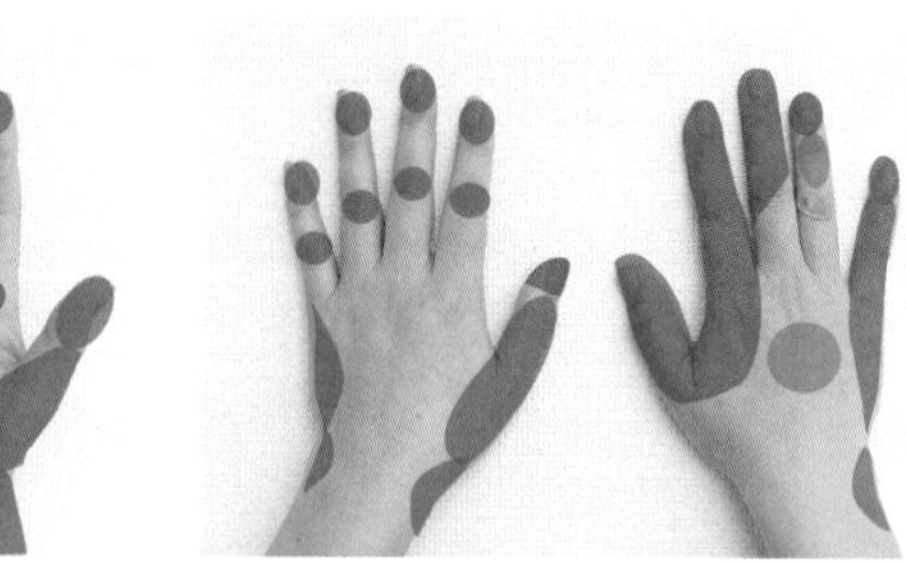

- もっとも汚染されている
- 次に汚染されている
- その次に汚染されている

手を洗うときは汚れが残らないように、まんべんなく洗うことが大切です。

公衆トイレなどで手を洗っている人を見ると、〝その洗い方じゃ、ウイルスがいっぱい残ってるよ〟という人がほとんど。**2〜3秒流水で流しているだけ、という人は要注意**です。ウイルスが残りやすい箇所を意識して、しっかり洗わないと意味がありません。

私たち看護師は、患者さんはもちろん、自分の身も感染から守るために手洗いを徹底しています。特に、**親指とその付け根、すべての指先、手のひら、指の間を丁寧に洗います。**ウイルスが残りやすいところだからです。

小指の側面と手首も重要ポイント。テーブルなどにつくことが多いので、知らないうちに汚染されています。

写真を参考に、自分の手洗いが十分かを見直してみてください。

うがいの正しいやり方

喉の奥でガラガラするのが正解

水を替えて3回がベスト

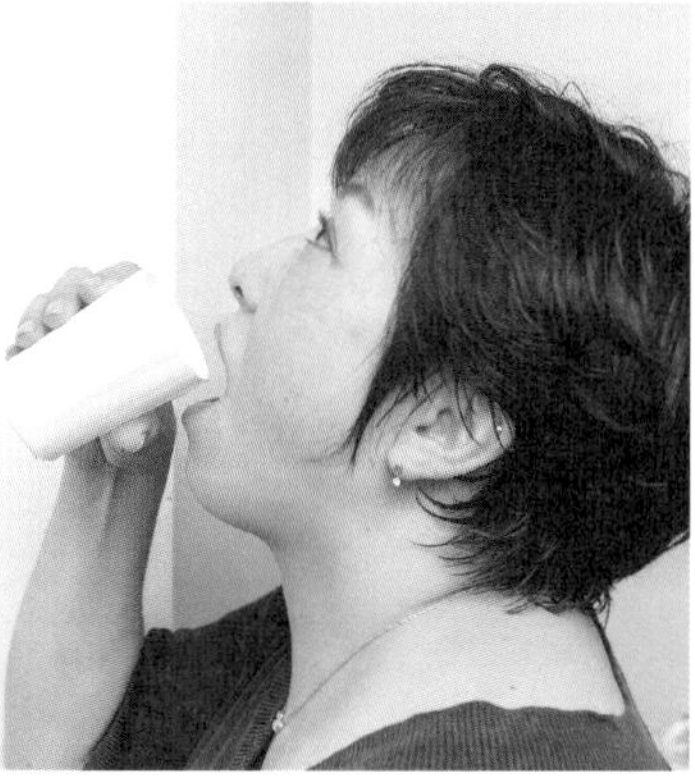

仕上げは口でクチュクチュ

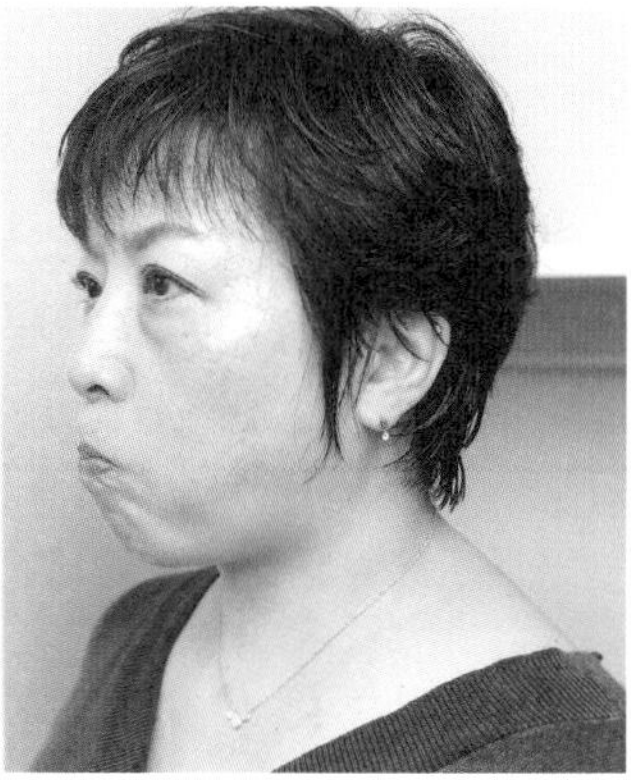

うがいをするタイミングは次の2つ。**①移動の後、室内に入ったとき。**たとえば、外出から家に戻ってきたときや、職場に着いたときなど。**②感染予防に協力的でない人と密な空間で過ごしたとき。**マスクをせずにおしゃべりする人と遭遇したときなど。

まずは口を軽くゆすぎます。その次に喉の奥を洗うイメージでガラガラうがいを2回します。このガラガラうがいでウイルスが口腔内に上がってきます。最後に、クチュクチュうがいを1回して吐き出します。これで、あらかたのウイルスを喉と口から出すことができます。

うがい薬は使いすぎると喉を痛める可能性があるので、水で十分。大事なのは清潔な水でうがいをし、その都度吐き出すこと。うがいをした水をゴクンと飲み込むのは絶対にやめて！

玄関から洗面所に続く床をから拭きする

ウイルスを玄関にとどめる!

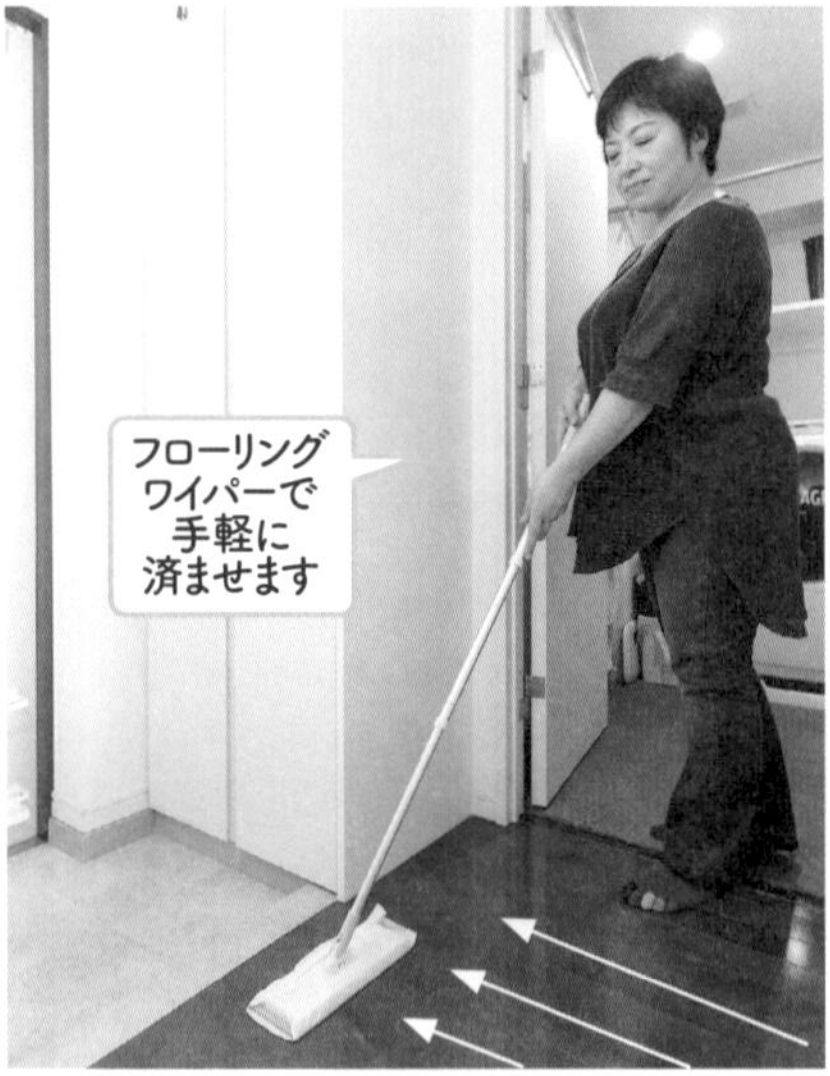

家の中にウイルスを持ち込まないために「レッドゾーン」「グリーンゾーン」を意識することが大事です。**玄関はウイルスがいるかもしれない「イエローゾーン」。**ここでウイルスを食い止め、室内はグリーンゾーンを死守して。

私は帰宅後、マスクの処分や手洗い、うがいをします。その後に洗面所から玄関に向かって床をから拭きします。ウイルスはホコリのようなものだとイメージしてください。ウイルスを玄関にまとめたいので、ジグザグではなく一定方向に拭くのがポイントです。**水拭きはNG。水にくっついてウイルスがあちこちに広がってしまいます。**

外出先で靴を脱いだ日は、靴下にウイルスがついている可能性があります。そういう日は、から拭きをした後、アルコールを吹きつけ、1分間待ってから同じ方向に向かって拭きます。

スマホをティッシュでから拭きする

傷めるのでアルコールで拭かなくていい

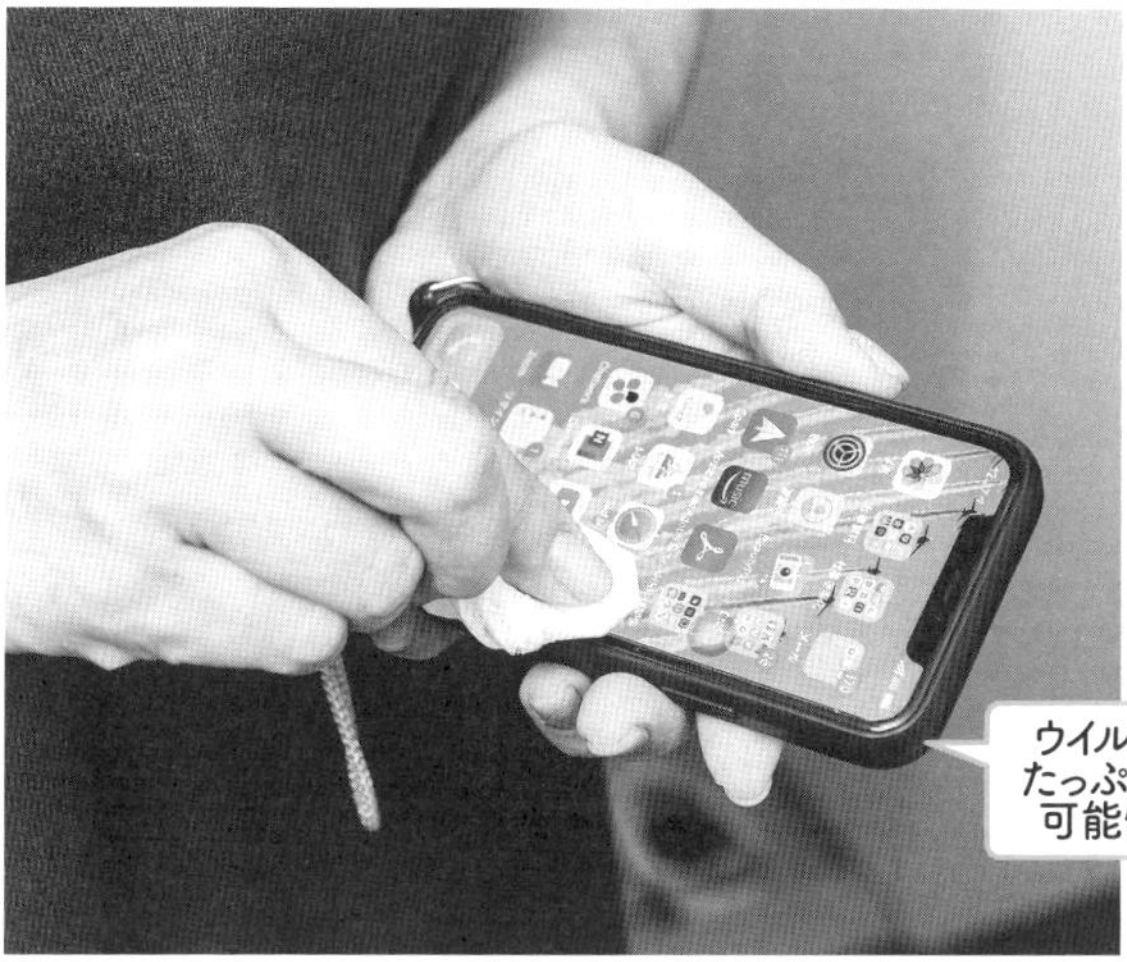

感染予防のため、私はスマホを触った手で顔にふれないようにしています。

汚染された指で操作することで、ウイルスがスマホにつく可能性は十分にあります。机に置いたときに、他人の飛沫を浴びているかもしれません。

飲食しながらスマホ画面に触ると、感染リスクが高まります。食事中に、汚染されたスマホを触る＝指についたウイルスをせっせと口に運ぶことになるのです。一説によると、**若者に感染者が増えている一因は、スマホを触りながらの飲食とされています。**だから私は、食事中はスマホを見ません。

スマホを触るたびに、手洗いや消毒をするのは非現実的。私は気になったときに、ティッシュで一定方向にから拭きします。アルコールで拭くと液晶を傷めるので、から拭きで十分。最低1回は帰宅後のから拭きを習慣づけて。

食卓・テーブルはこまめに拭こう

から拭きしてから アルコール消毒するのがベスト

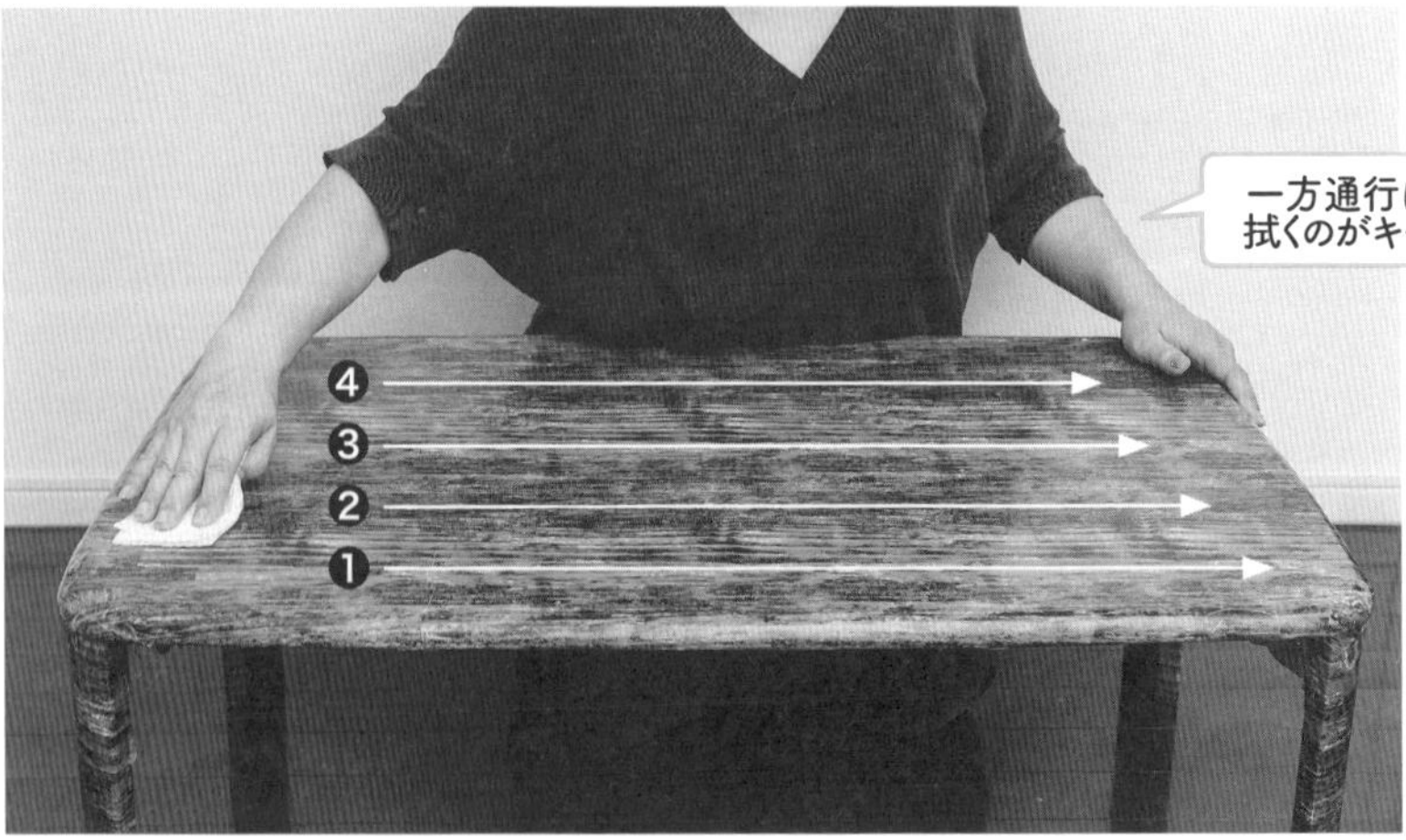

食事の前には必ず食卓・テーブルのから拭きをしましょう。ポイントは、一定方向に向かって拭くこと。**ジグザグ拭きなどランダムな拭き方では、食卓全体にウイルスを塗り広げてしまいます。**体にウイルスがつくリスクも高めます。写真①↓④のように体から一番遠いところからスタートして、近いところで拭き終えるようにしましょう。このやり方だと体にウイルスがつきづらくなります。

写真のように、向かって左↓右に拭いたとしましょう。テーブルの右端まで拭いたら、一回ティッシュを持ち上げます。そして、また左↓右に拭くことでウイルスを一か所に集められます。から拭きが終わったら、仕上げに消毒を。テーブルが傷まないように、材質に合わせた消毒液を使いましょう。その後にティッシュで拭き取ればＯＫです。

手洗いはハンドソープじゃなくても大丈夫

ハンドソープのために行列しなくてOKです

持ち歩き用には紙石けんが◎

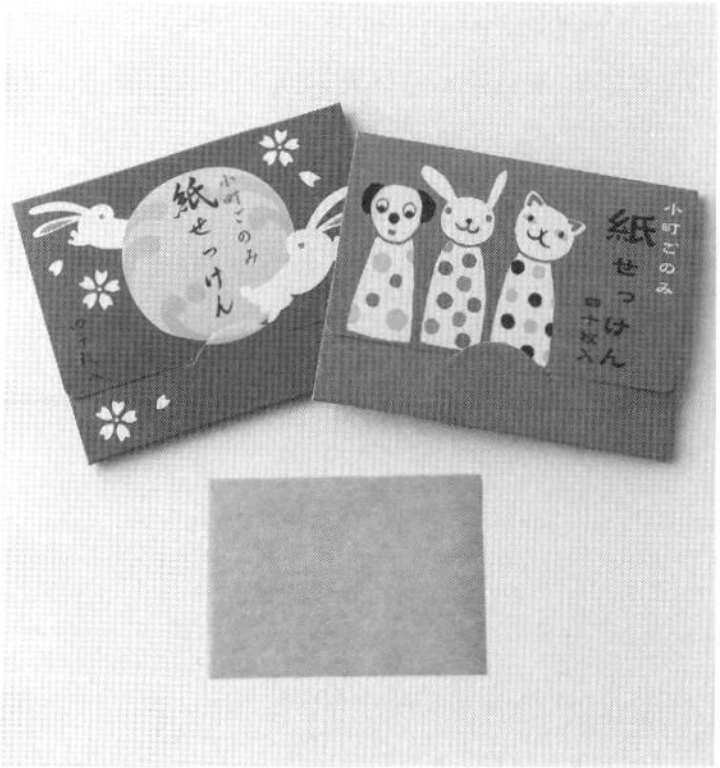

洗浄効果は石けんで十分

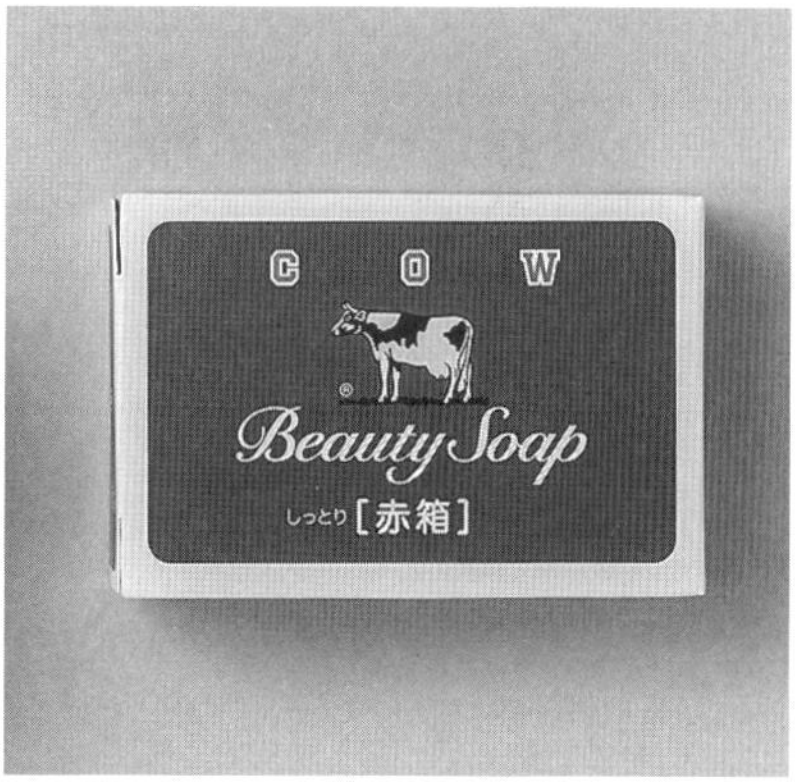

「殺菌」と書いてあるハンドソープにこだわっていませんか？ 実は、牛乳石鹸などの固形石けんも、ウイルスに対しての効果は殺菌ハンドソープと一緒。殺菌ハンドソープがないからとドラッグストアをハシゴする必要はありません。むしろ、あちこち出歩くことで感染リスクが上がってしまいます。

石けんはコスパ面でも優秀です。ハンドソープより持ちがよく、体や下着など、なんでも洗えます。小さくて軽く、かさばらないので保管にも便利。災害時の非常用持ち出し袋には、ハンドソープより固形石けんを入れることをおすすめします。

携帯には紙石けんが便利です。外出先のトイレに液体石けんがない場合に備えて、私は常に持ち歩いています。紙石けんは香りもよく、コロナで荒みがちな心を癒してくれますよ。

石けんが売り切れても代用テクがあればOK！

ボディソープや台所洗剤もハンドソープがわりになる

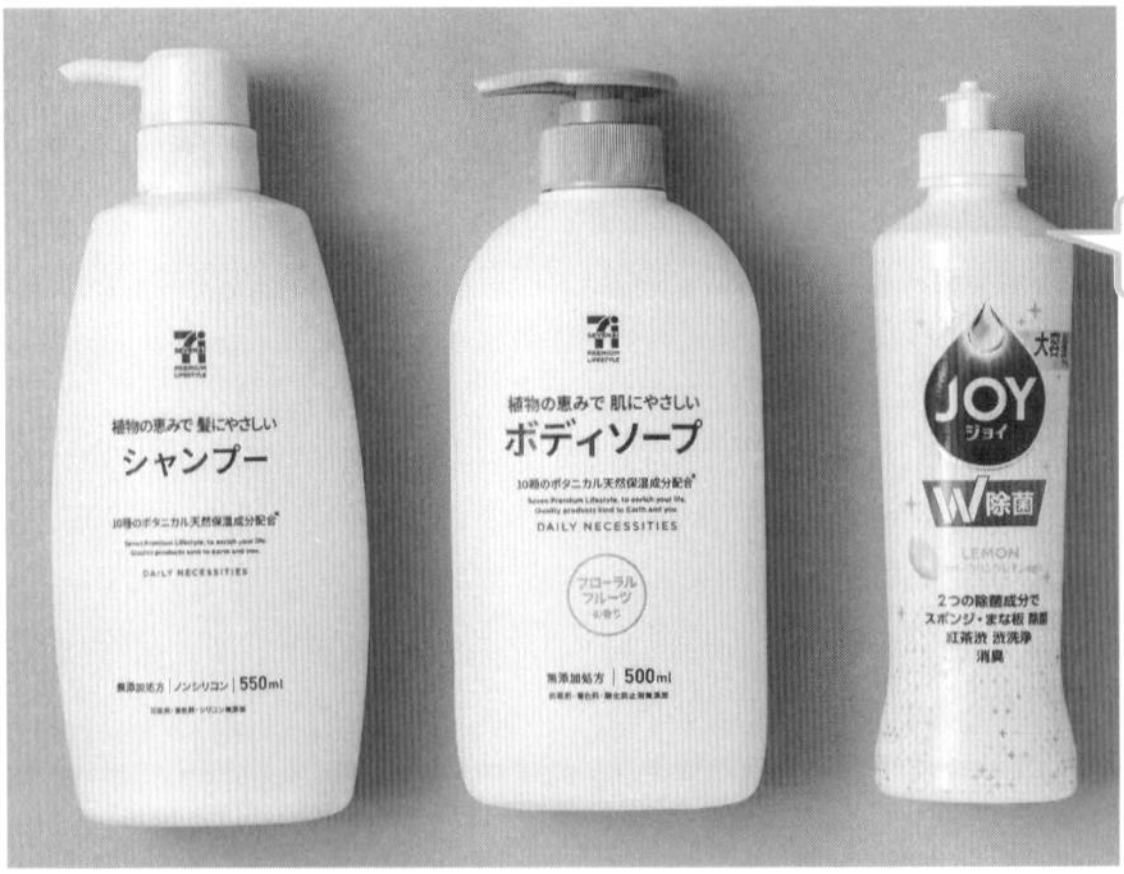

ハンドソープがなくても、固形石けんがあれば代用できます。では、万が一、石けんが売り切れてしまったら……？私は家にあるもので代用しています。

たとえば、ボディソープは体を洗うためのものですが、いざとなれば手洗いに使っています。ボディソープを切らしたときはシャンプーを使ったり、**台所用の中性洗剤で手を洗っています。**ただし、シャンプーや中性洗剤は手が荒れるので、代用する場合には、いつも以上に保湿を心がけます。

シャンプーや台所用洗剤さえない、というシチューションになったら、流水でしっかり洗いましょう。**アイテムにこだわって自己流で手を洗うより、正しい洗い方をするほうが感染リスクは下げられます。**P28で紹介した手洗い法を実践してください。ベストができないならベターを目指しましょう。

消毒の推奨アイテム❶ 70%以上のエタノール

無水エタノールを精製水で薄めて自分で作れます

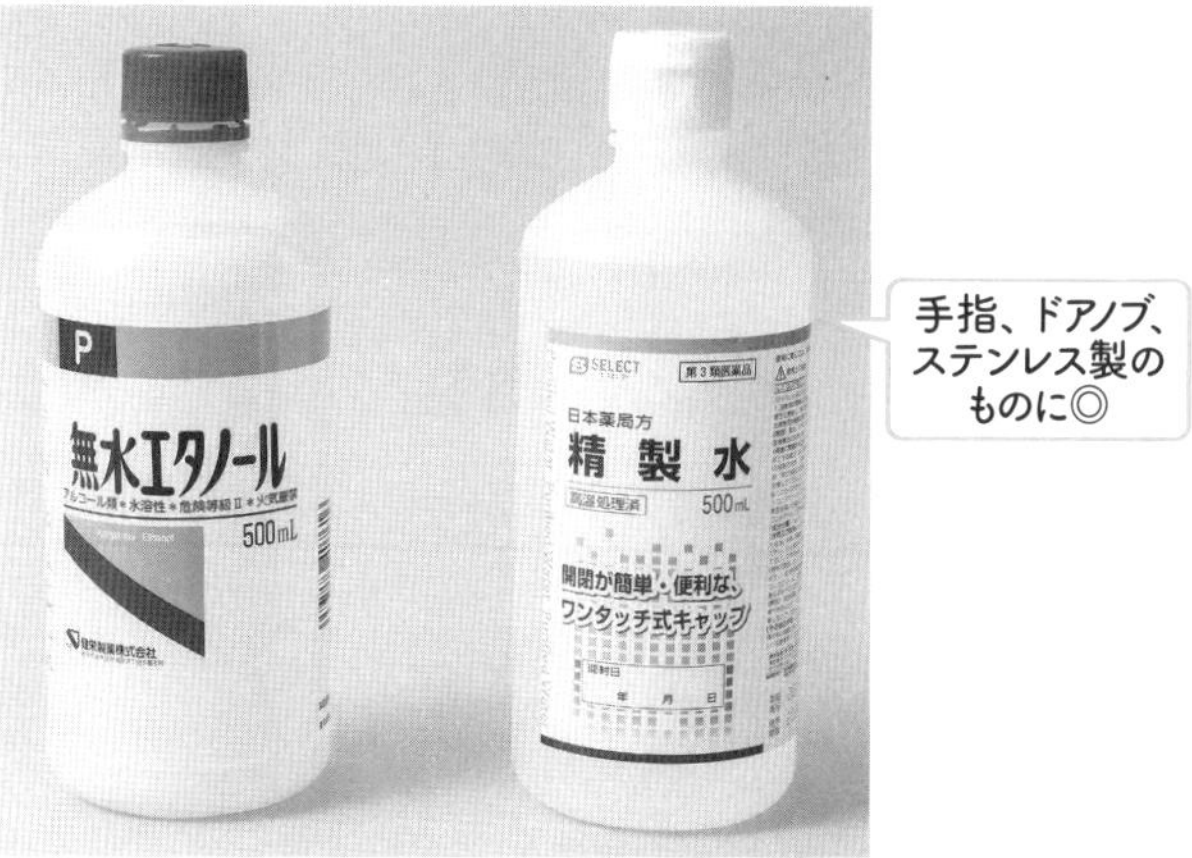

消毒用エタノールの作り方：400㎖（無水エタノール）＋100㎖（精製水）

新型コロナウイルス対策に効果的なアルコール消毒液。市販されている「消毒用エタノール」はすでに濃度が最適なので、そのまま使えます。

市販品が手に入らなくても、簡単に手作りできます。無水エタノール４００㎖に精製水を１００㎖加えて混ぜると、濃度70％のアルコール消毒液が完成。厚労省推奨の濃度（70％以上95％以下）なら、1分程度でウイルスが死滅します。ただし、**無水エタノールは引火しやすいので、取り扱いは要注意。**

アルコール消毒液は手指のほか、ものにも使えます。すぐに乾くため、ステンレスやアルミ製のドアノブなどを消毒するときに便利です。**ＰＣ機材やスマホ、高級家具、麻やウール素材などは傷める恐れがあるので気をつけて。**

自作の消毒液は、効果を維持するために、３日以内に使い切りましょう。

消毒の推奨アイテム❷ 逆性石けん

何にでも使えるけど、やや乾きにくい

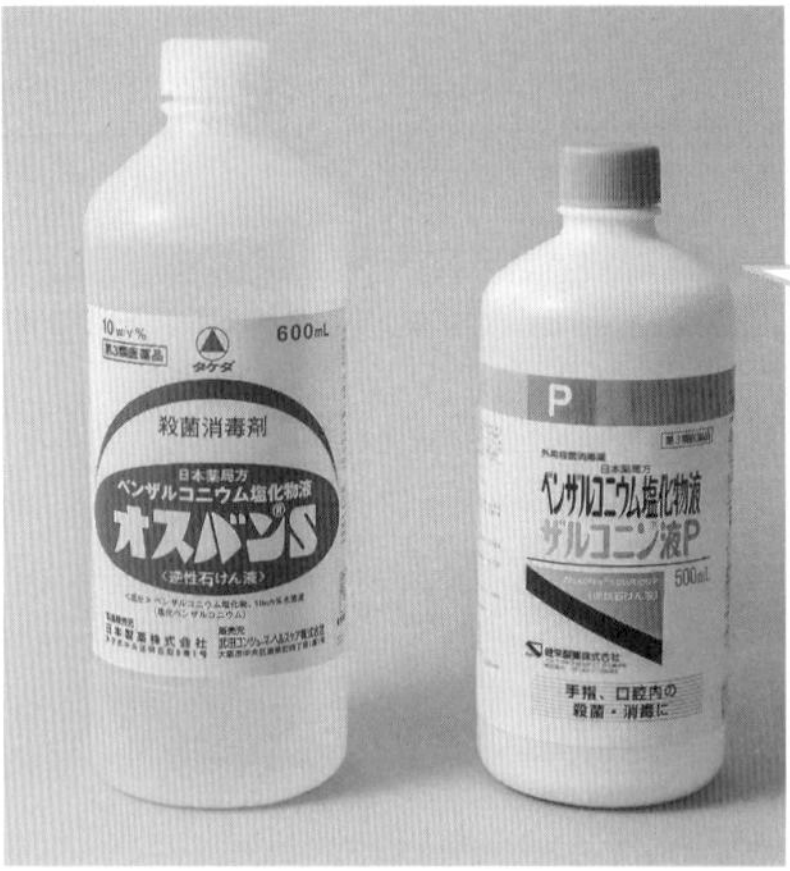

逆性石けんは、医療機関で手術部位の皮膚や器具の消毒に使われている殺菌消毒剤。「オスバンS」「ザルコン液」という名で薬局やドラッグストアで購入できます。手指に使う場合は水で100〜200倍に薄めます。

逆性石けんは、新型コロナウイルスに対してはアルコール消毒液と同じ効果があります。石けんという名前ですが、汚れを落とすことはできないので、あくまで消毒に使ってください。

アルコール消毒液と違って手荒れの心配がなく、手指や家具などの幅広いアイテムに使えます。アルコール消毒液だと傷めてしまう、繊細な素材にもOK。水道水で薄められるのでコスパがよく、私は愛用しています。ただし、ウイルスを死滅させるには、吹きつけてから3分近く待つ必要があります。

こちらも3日以内に使い切りを!

次亜塩素酸水の使い方のポイント

ものの消毒に◎。手は荒れます

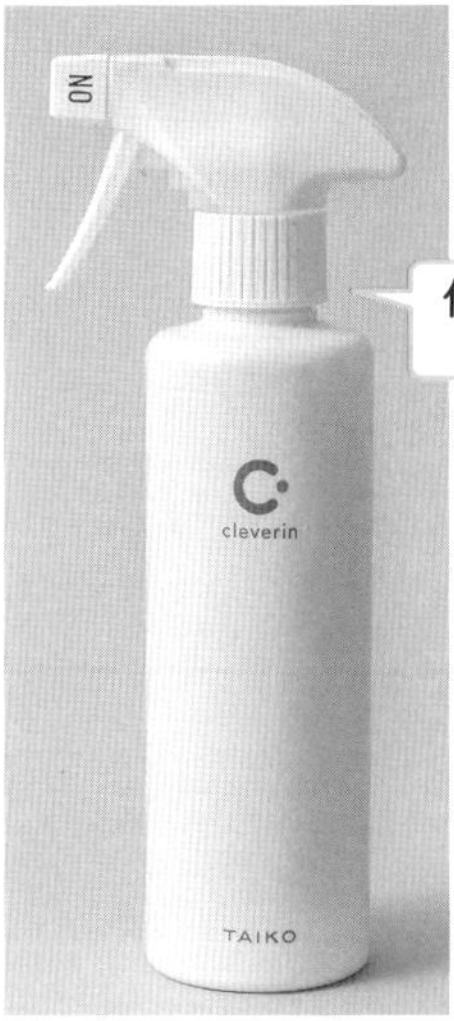

使い方には
コツがある

次亜塩素酸水の効果は、今のところ未知数です。私は、こうした商品を購入する際には、商品に効果があるのかを検証している団体、NITEのHPを参考にしています。それによると、「次亜塩素酸水を噴霧すると、ものについた新型コロナウイルスに対して一定の消毒効果がある」との結果が報告されています。

使い方には注意点があります。消毒したいものの汚れをあらかじめ落とす。拭き掃除に使う場合は有効塩素濃度80ppm以上の次亜塩素酸水を表面がヒタヒタになるまで濡らす。そして20秒以上置いてから、きれいな布やペーパーで拭き取ります。**手指消毒には向いていません。肌荒れを招くため、**空間除菌も期待できません。NITEのHPに詳しい使用方法が載っているので、一度確認してから使うと安心です。

次亜塩素酸ナトリウムの使い方のポイント

ものに使えて、トイレの消毒にも◎

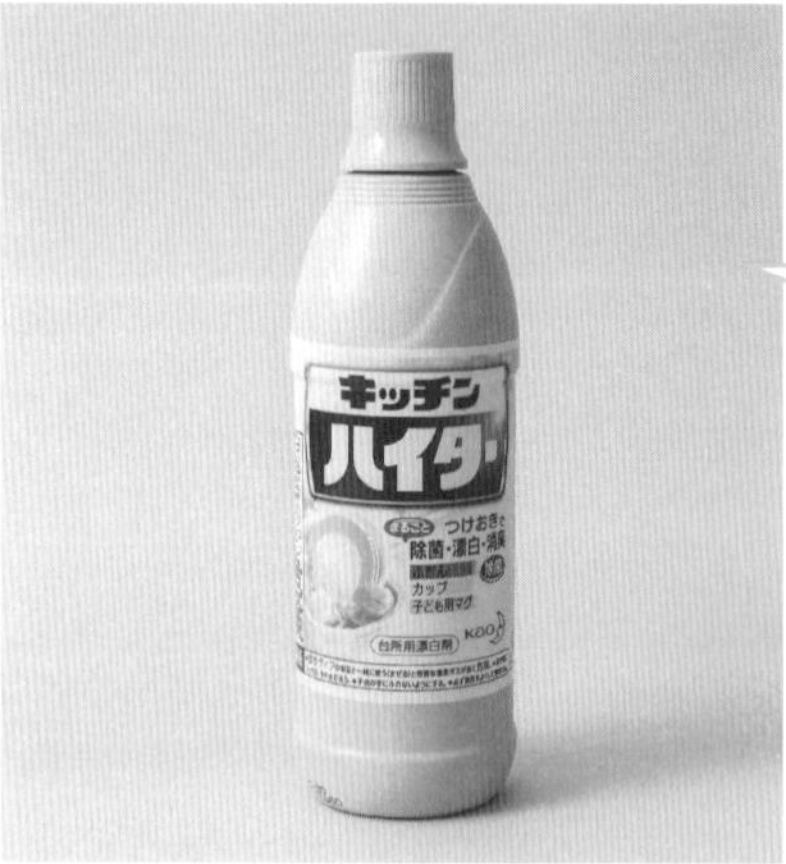

トイレ掃除の仕上げに使います

市販の台所用漂白剤に使われている「次亜塩素酸ナトリウム」も、ドアノブやテーブルなどについたウイルスに有効です。1ℓの水道水に10㎖の漂白剤を加えて混ぜると、ものの消毒に最適な濃度の次亜塩素酸ナトリウム消毒液が完成します。この消毒液は非常に強いアルカリ性のため、**手指には使用できません。**吸い込むと呼吸器に異常をきたすことがあるので、取り扱いには注意が必要です。

この消毒液は、ものの消毒のほか、**トイレ掃除の仕上げにもピッタリ。**私はトイレに1本置き、一日の終わりに1〜2滴を便器に垂らします。トイレの床も一日1回はこの消毒液で拭いた後、最後に水拭きするようにしています。万が一トイレに新型コロナウイルスがいた場合も、これで安心です。

手作り消毒液の保存容器はプラスチックじゃダメ！

ガラス製かアルコール対応のものを

自宅用は
アルコールOKの容器

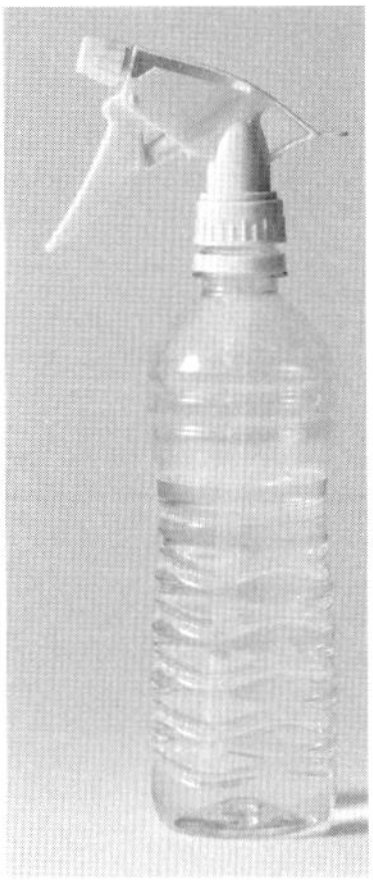

持ち歩き用は100均の
ガラス製アトマイザー

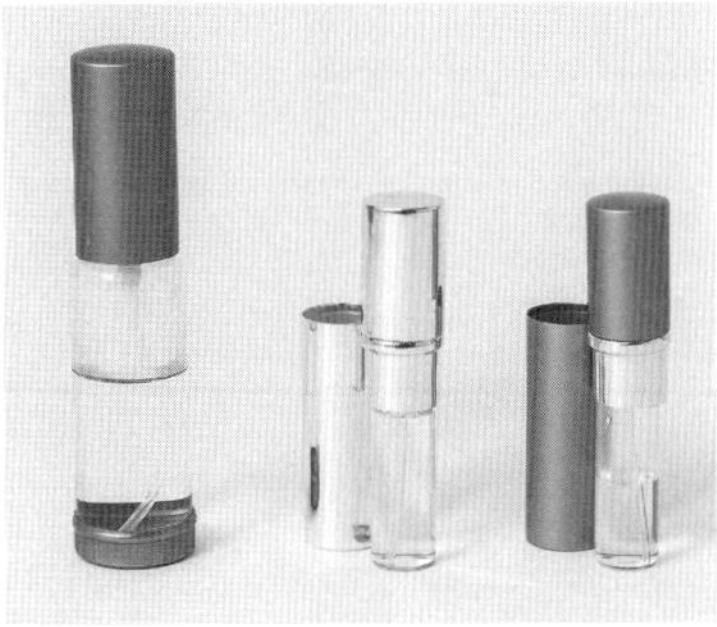

アルコール消毒液を手作りしたときは「容器選び」に気をつけて。**アルコール・エタノール対応のものを使いましょう。**ガラス製またはアルコールに対応している「ポリエチレン（PE）」「ポリプロピレン（PP）」「ポリ塩化ビニル（PVC）」を選ぶこと。プラスチックボトルによく使用されている「ポリエチレンテレフタレート（PET）」や「ポリスチレン（PS）」は溶ける可能性があるのでNG。100円ショップでもアルコール対応のボトルは購入できます。**香水のアトマイザーで代用することも可能です。**

私は消毒液を手作りするときは、500㎖～1ℓなどの量で作ります。そして、持ち歩き用に100均のガラス製アトマイザーに小分けします。アルコールの消毒液は引火しやすいので、置き場所には注意しましょう。

ドアを開けるときは利き腕とは逆のヒジで

習慣化して無意識にできるように

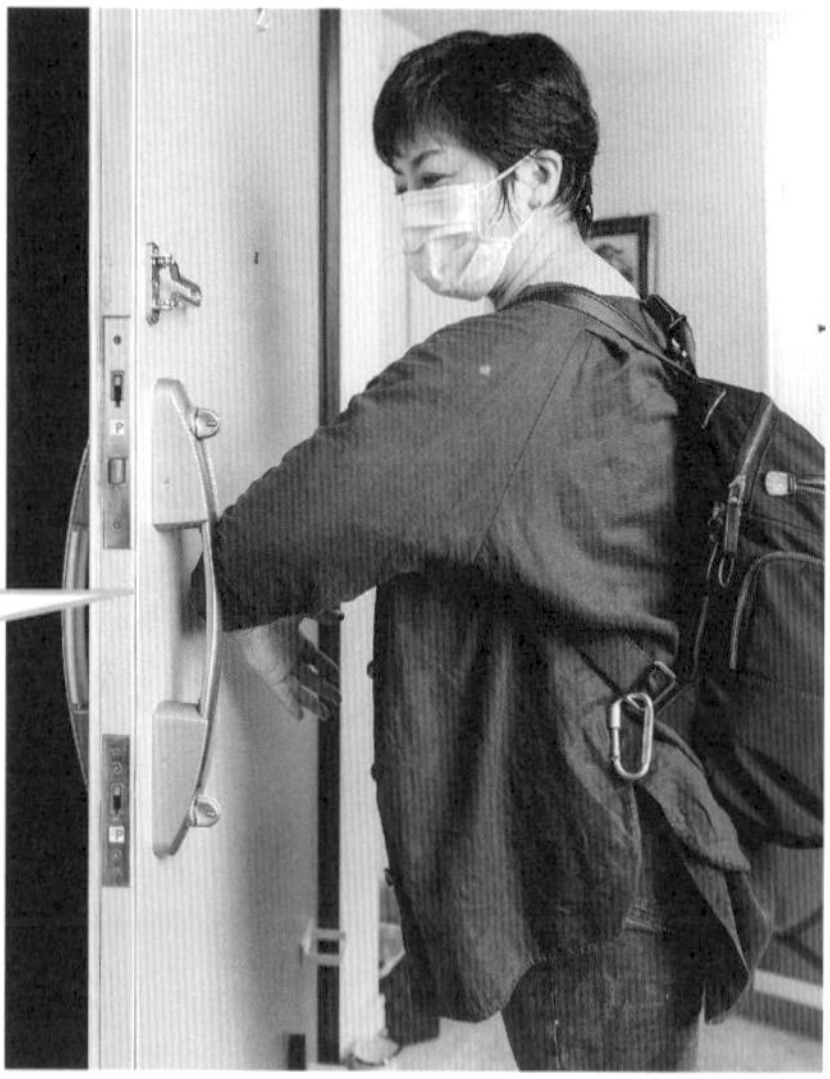

プロのテクニック
「クロスドミナンス」

私は右利きですが、ドアを開閉するときは必ず左手を使います。これは**アメリカの消防隊がやっている「クロスドミナンス」という感染予防法。**利き手と反対の手でものに触ることで、利き手を汚さないのが目的です。汚れた手で顔を触ると感染リスクが上がるので、それを避けたいのです。自分を守るために身につけましょう。

利き手と反対の手を使うときも、なるべく薬指と小指を使います。親指、人さし指、中指は、無意識で目をこすったり、鼻に触るときに使う指。ここがウイルスで汚染されて感染するリスクを下げたいのです。

ドアなど重いものを押すときには、顔を触る心配のない「ヒジ」を使います。小指側の手のひらの側面で押してもいいですね。指はなるべく汚染させないことが大事です。

エレベーターのボタンは利き手とは逆の手の指で押す

不特定多数の人が触るものには利き手でふれない

上級者は中指の第2関節で押す

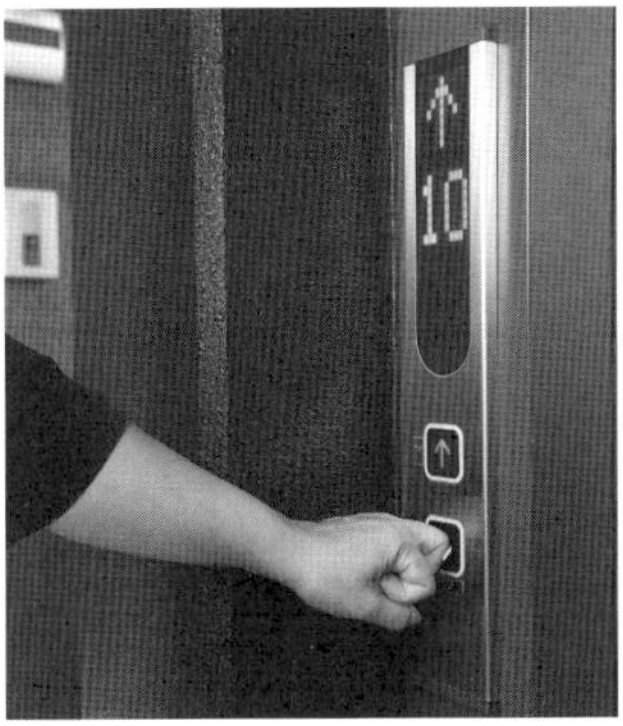

利き手とは逆の手の指を使うクセをつけると◎

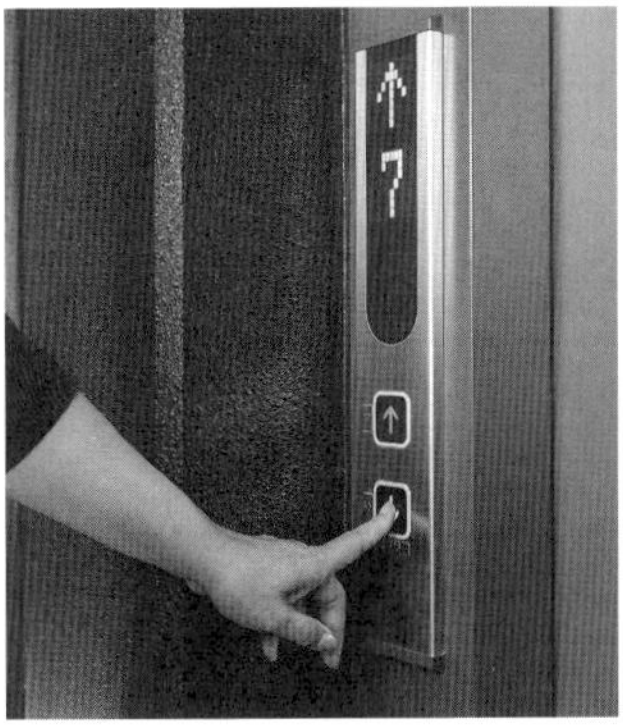

エレベーターは要注意。不特定多数の人が乗り降りするうえ、人との距離も近くなります。誰が触ったかわからない、ウイルスに汚染されているかもしれないボタンを押すことになります。**感染リスクを下げるためには、ボタンを押す際に利き手とは逆の手の指を使いましょう。**ここでも「クロスドミナンス」のテクニックが役立ちます。指先ではなく、「中指の第2関節」で押すと◎。ここは顔にふれることはほとんどないからです。

エレベーター内での会話は感染リスクに直結するので最小限に。**周囲の人と同じ方向を向き、目的の階に到着するのを待って。**同乗者たちがしゃべりだしたら、直接飛沫を吸い込まないよう、「下を向いて鼻呼吸」をしましょう。なお、私は3人以上になる場合は、即、降りるようにしています。

職場に着いたら玄関で手指消毒を

置いてなければ自分で用意しよう

しっかり下まで
ワンプッシュが適量

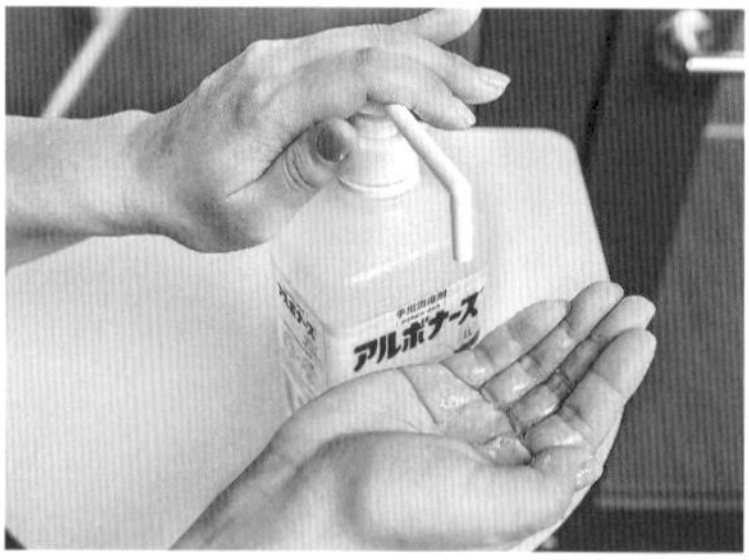

会社に入る前に消毒

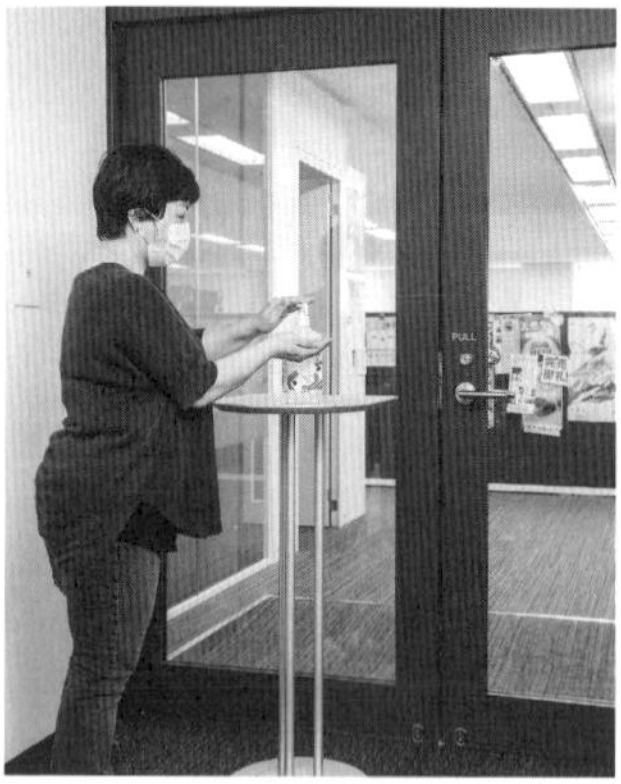

職場に着いたら、まず玄関で手指消毒を行いましょう。**噴霧タイプはしっかり下までワンプッシュし、手がびしょびしょになって滴り落ちるくらいが適量**です。左右の手〜手首にまんべんなくすり込み、乾くまで待ちます。このとき、「できるだけ手を濡らしたくないから」と少量しかつけないと、ウイルスは死滅しません。

玄関に設置されていない場合は、〝ないからまぁいいか〟ではなく、自分で用意しましょう。日ごろから携帯用のアルコール消毒液を持ち歩くことをおすすめします。さらに自席に着くまでの間に、ドアノブなどを触るようなら、自分のデスクで再度手指消毒を。デスクにも自分用のアルコール消毒液を用意しておくといいですね。能動的に対策を取る人が、感染リスクをぐんと抑えられるのです。

始業時と帰宅時は机をアルコールで拭く

消毒用アルコールはデスクに常備がおすすめ

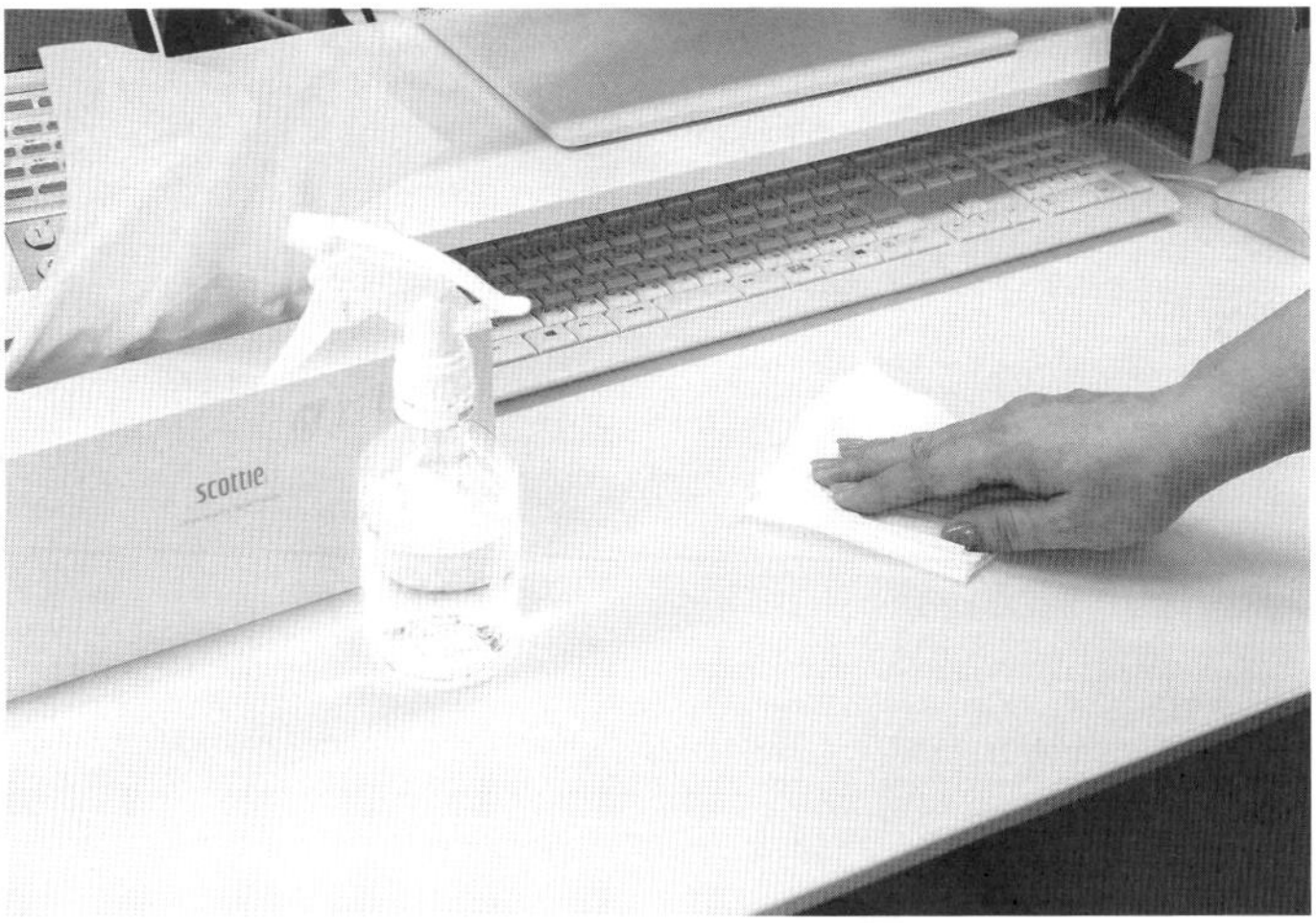

職場は三密になりがちで、人によってコロナへの意識やモラルもバラバラ。そのため、複数の人の飛沫がデスクにつきやすい環境です。リスクを下げるため、自衛をしましょう!

デスクにふれたり、頬杖をつくと手が汚染されます。その手で顔を触って体にウイルスが入るのを避けたいのです。だから、**始業時にはデスクの消毒をし、グリーンゾーンにしてから仕事をスタート**しましょう。

デスクはティッシュでから拭きした後、スプレーで消毒液を噴霧。適切な時間を置いてから拭き取ります。ティッシュと消毒液はデスクに常備するのがおすすめです。難しいなら除菌シートでもかまいません。

始業時だけでなく、**〝汚染されたかも〟と思ったら、その都度消毒を。**これでより感染のリスクが下がります。

デスクまわりのウイルスがつきやすい場所をガードする

文房具は引き出しに。飛沫よけに布をかけても◎

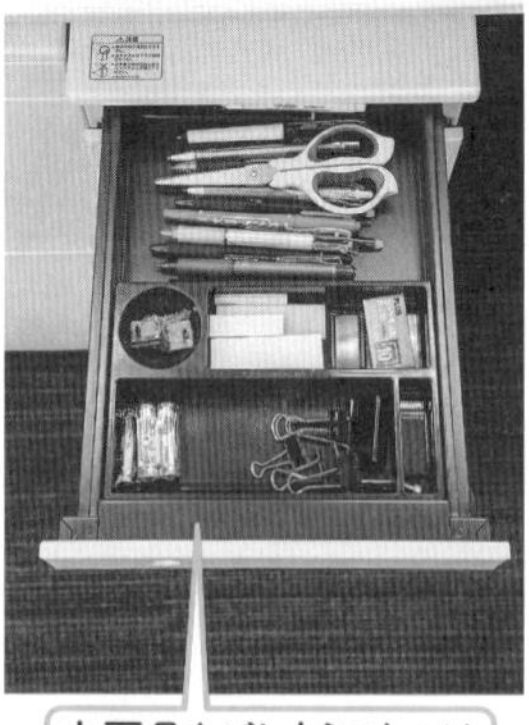

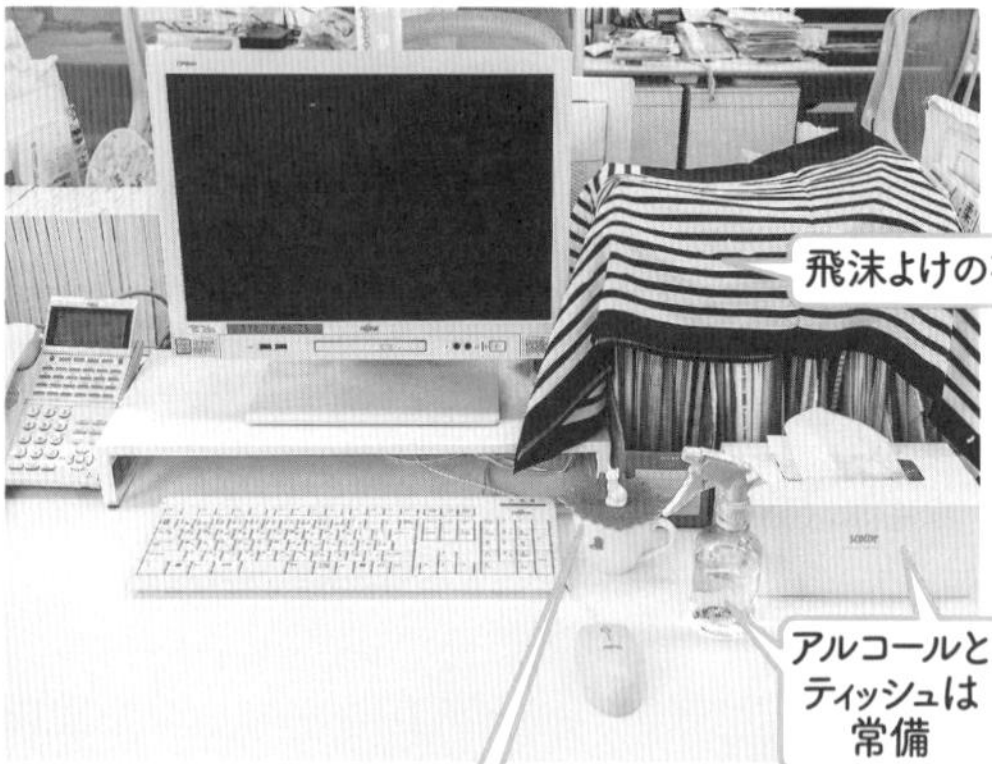
飛沫よけの布
アルコールと
ティッシュは
常備
マグカップは
フタつきに

デスクまわりをきれいに片づけておくことも大切な感染対策です。文房具などは机の上に出しっぱなしにせず、こまめにしまうこと。筆記用具をデスクの上のペン立てに入れている人は要注意。ものはなるべく引き出し内にしまい、机の上には何も置かないのがベストです。**出してあるものが多いほど、いろんな人の飛沫がかかり、感染リスクが上がると考えて。**

キーボードやマウス、電話も常にウイルスに汚染されるリスクをはらんでいます。**作業が一段落したらから拭きか消毒をするようにしましょう。**

机の上に置かざるを得ないものについては、飛沫よけの布をかけておくことをおすすめします。できれば、布もたまには消毒しましょうね。

デスクの上のスマホも汚染されるので、ときどきから拭きしましょう。

共有のものを使ったら、その手で顔を触らない！

手持ちの消毒液でこまめに手指消毒を

盲点はおつり！

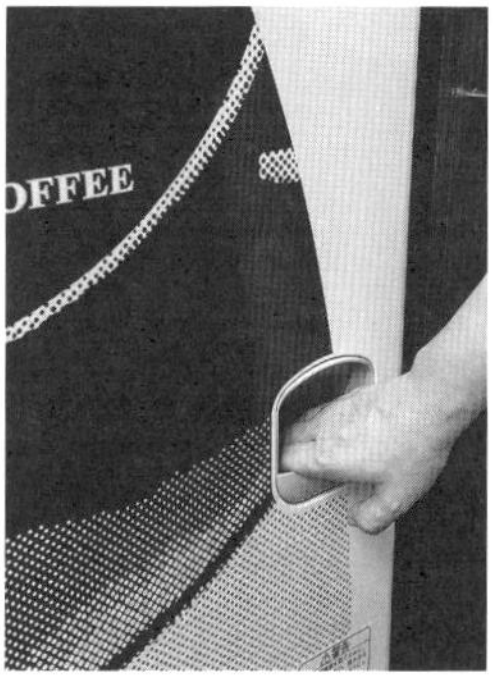

自販機

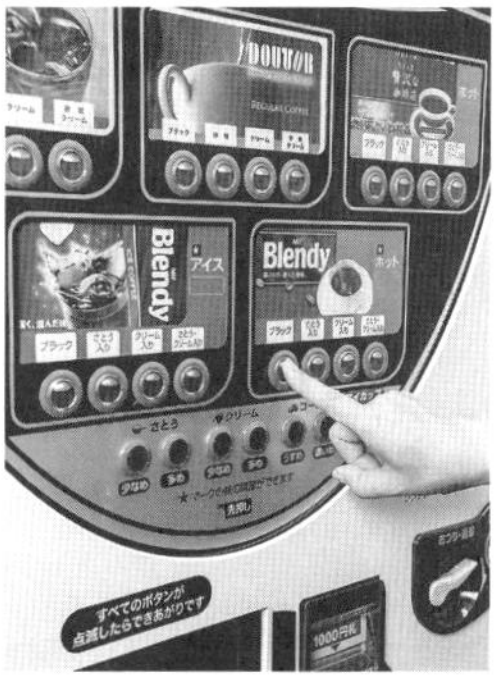

コピー機

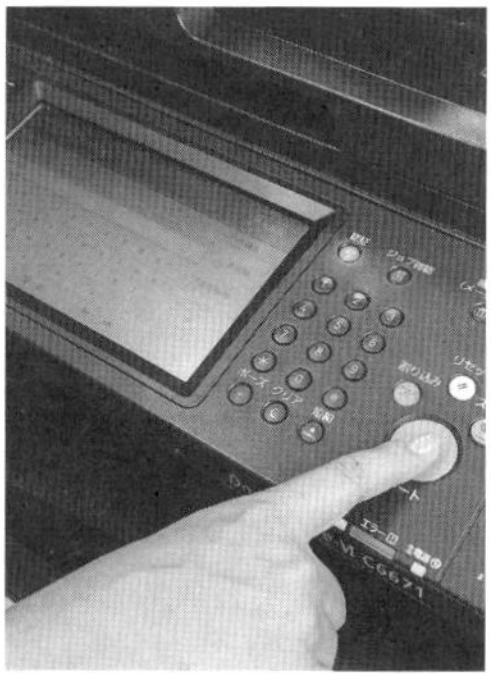

オフィスにはさまざまな「共有アイテム」があります。自販機やコピー機は不特定多数の人が利用するため、いつウイルスがついても不思議ではありません。盲点は自販機のボタンやおつり受け。**名刺や回覧資料にもウイルスがついていると考えましょう。**

共有スペースを触ったら、石けんを使った手洗いやアルコール消毒で、ウイルスを除菌しましょう。作業の都合で、すぐに手洗いや消毒のできないことがあるかもしれません。その間は、自分の手がウイルスに汚染されていると考え、顔を触らないようにしましょう。そのためにもマスクはなるべく外さないように！

そして、**作業が一段落したらしっかりと石けんで手洗いをする。**この習慣がオフィスでの感染リスクをぐんと下げます。

共有スペースを使うときの注意点

ウイルスがついているかも?と考えて

椅子の背も要注意!

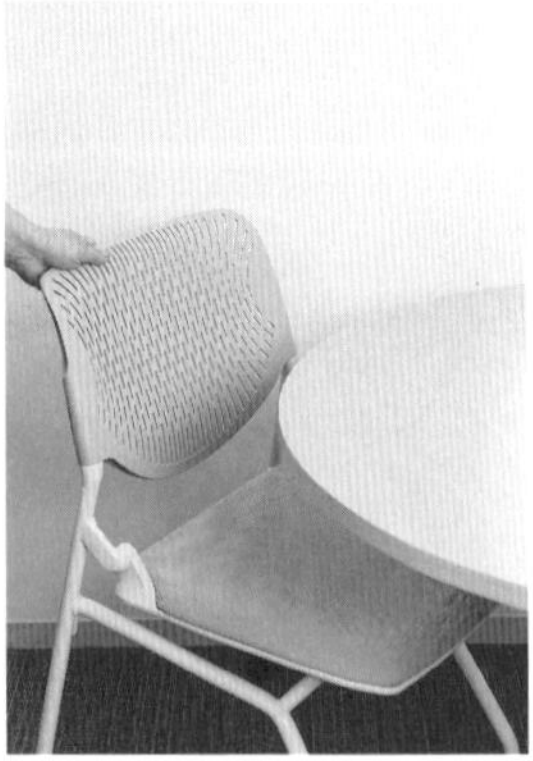

打ち合わせデスクは
使用前後に拭く

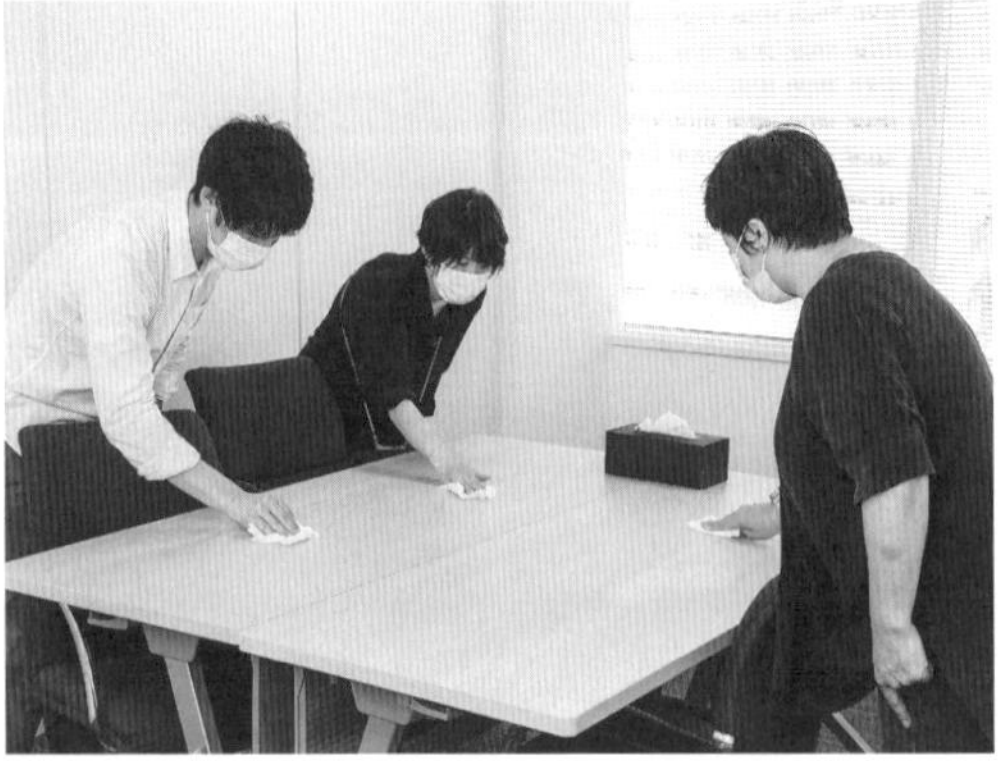

私は、会議室など不特定多数の人が使うスペースでは、机と椅子に気をつけています。**「新型コロナウイルスがついている」という前提で行動する**のです。

机はティッシュでから拭き↓アルコールで消毒してから、手指を消毒します。それから打ち合わせなどを始めるのがベスト。ただし、机がプラスチックなどの樹脂製の場合や、ワックス、ニスなどの塗料が塗られていると傷つける可能性があるので、から拭きのみでOK。椅子は背が汚染されています。みんながふれるところを避け、利き手と逆の手で引きましょう。

共有スペースでの作業が終わったら必ず手洗いか手指消毒をします。

ただし、**過度にやりすぎて〝消毒警察〟にならないよう気をつけて。**いい人間関係も職場には必要です。

作業が一段落したら手を洗おう

気分転換に手を洗う習慣をつける

手のくぼみでシャカシャカ
すればしっかり泡立つ

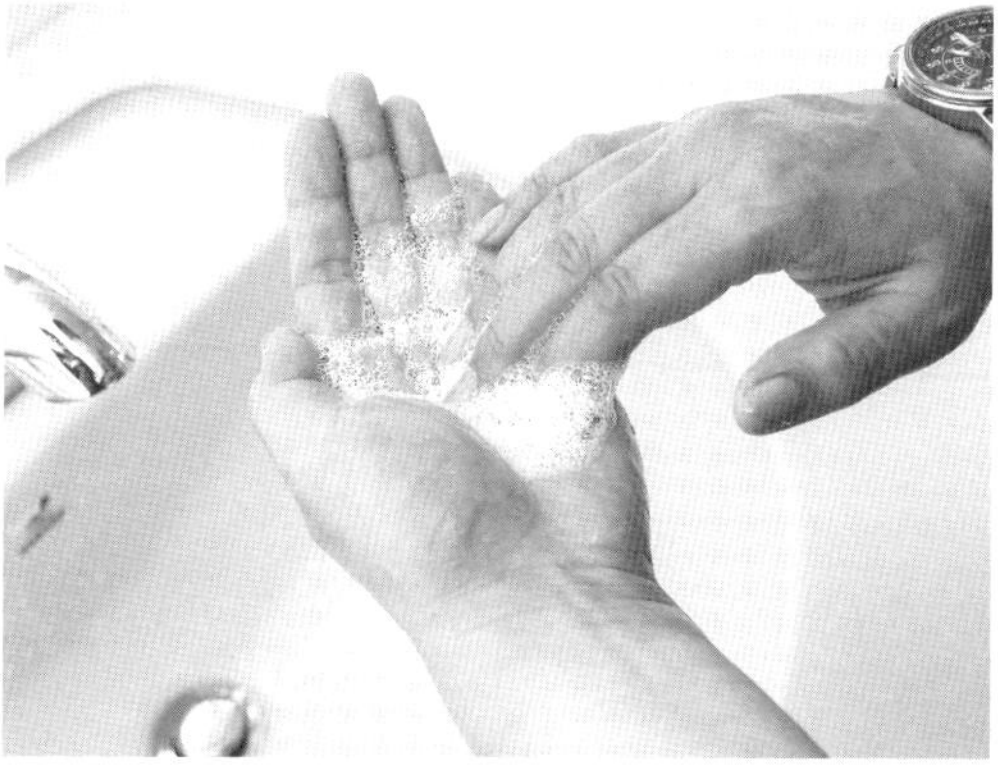

トイレのドアは利き腕と
逆の手で開ける

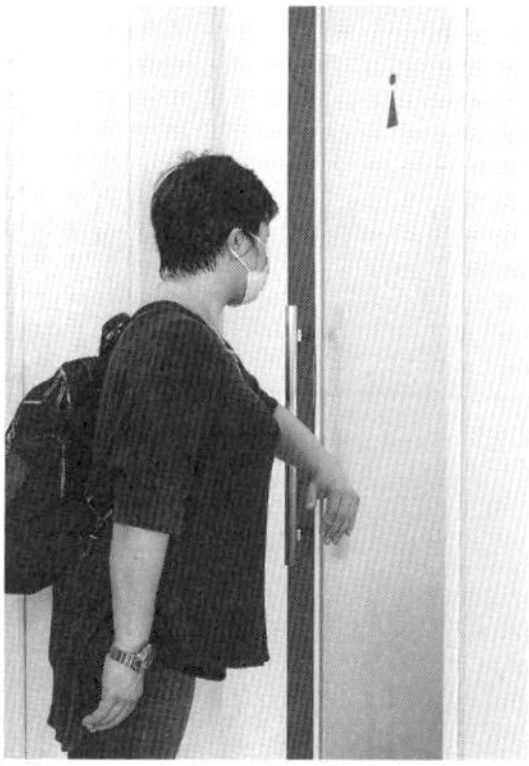

オフィスでは「作業が一段落したら手洗い」を習慣づけましょう。

　オフィスのトイレには液体石けんが設置されていることが多いですが、泡立ちが悪いのが難点です。**よく泡立てるコツは手を水で濡らした後、片方の手にくぼみを作って石けんを手に取ること。**もう片方の手でくぼみをシャカシャカとかき混ぜると泡立ちやすくなります。

　石けんがさほど泡立っていなくても、手指全体にまんべんなくついていれば、ウイルスを除菌することができます。ただ、しっかりと石けんを泡立てたほうが、洗い残しがないかどうか確認しやすくなります。

　石けんがない場合は、流水で20秒洗うのでもOK。もし心配なら、手持ちのアルコール消毒の重ね技でより安心です。

「クロスドミナンス」で感染予防

不特定多数の人が触るものに利き手でふれない

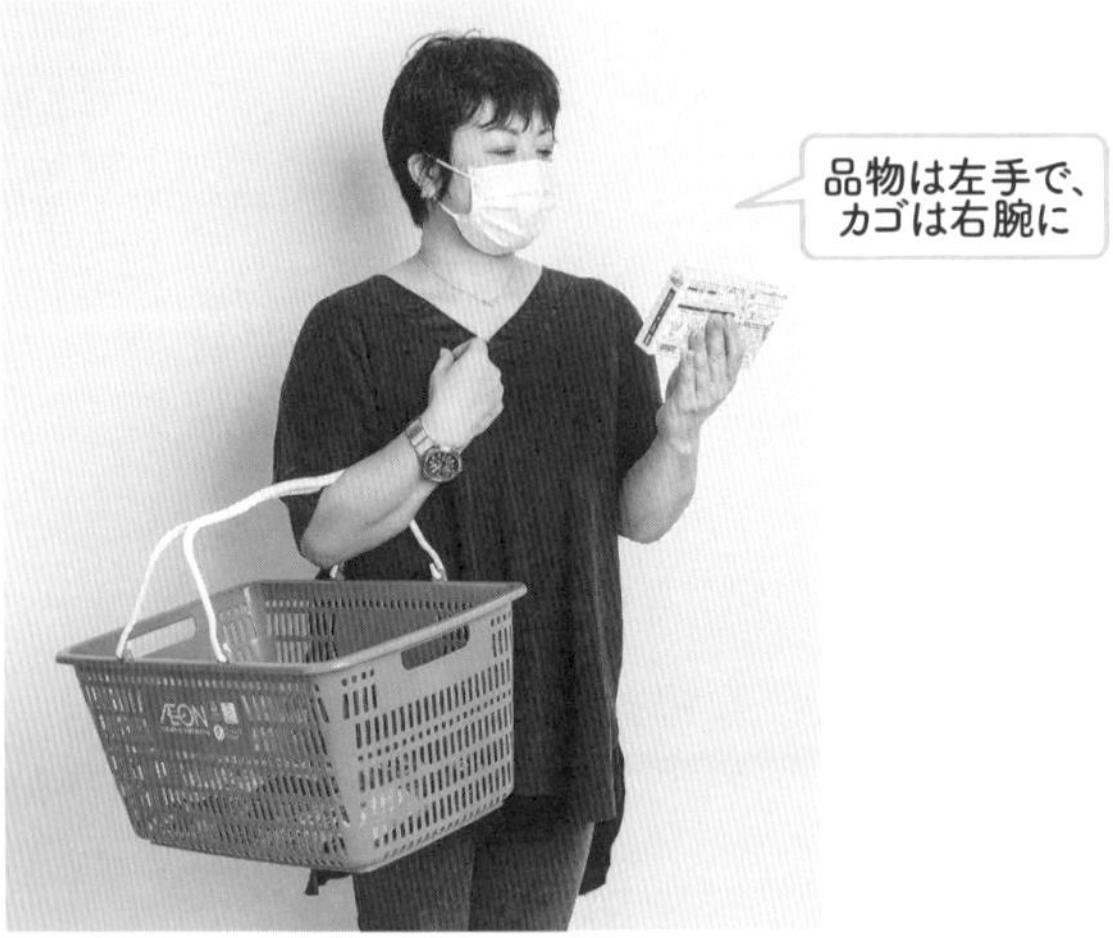

私は普段の買い物をするときも、なるべく利き手である右手を使わない「クロスドミナンス」を行います。カゴは右ヒジの内側でひっかけるようにして持ちます。**品物を取るのは左手で。**これで、不特定多数の人が触ったであろう商品に、利き手でふれなくて済みます。

商品は手に取ってから買うかどうかを考えるのではなく、本当に欲しいものだけを決め打ちで取ります。商品をむやみに触ると、ウイルスが手指につく危険性が高くなります。そのリスクを避けるためです。

スーパーなど不特定多数の人が出入りする場所では、マスク着用と入り口、出口での手指消毒が欠かせません。そして、不用意にたくさんの人が触った場所にふれないこと。この習慣が身を守ることにつながります。

お金のやり取りは利き手とは逆の手で

電子マネーの活用もおすすめ

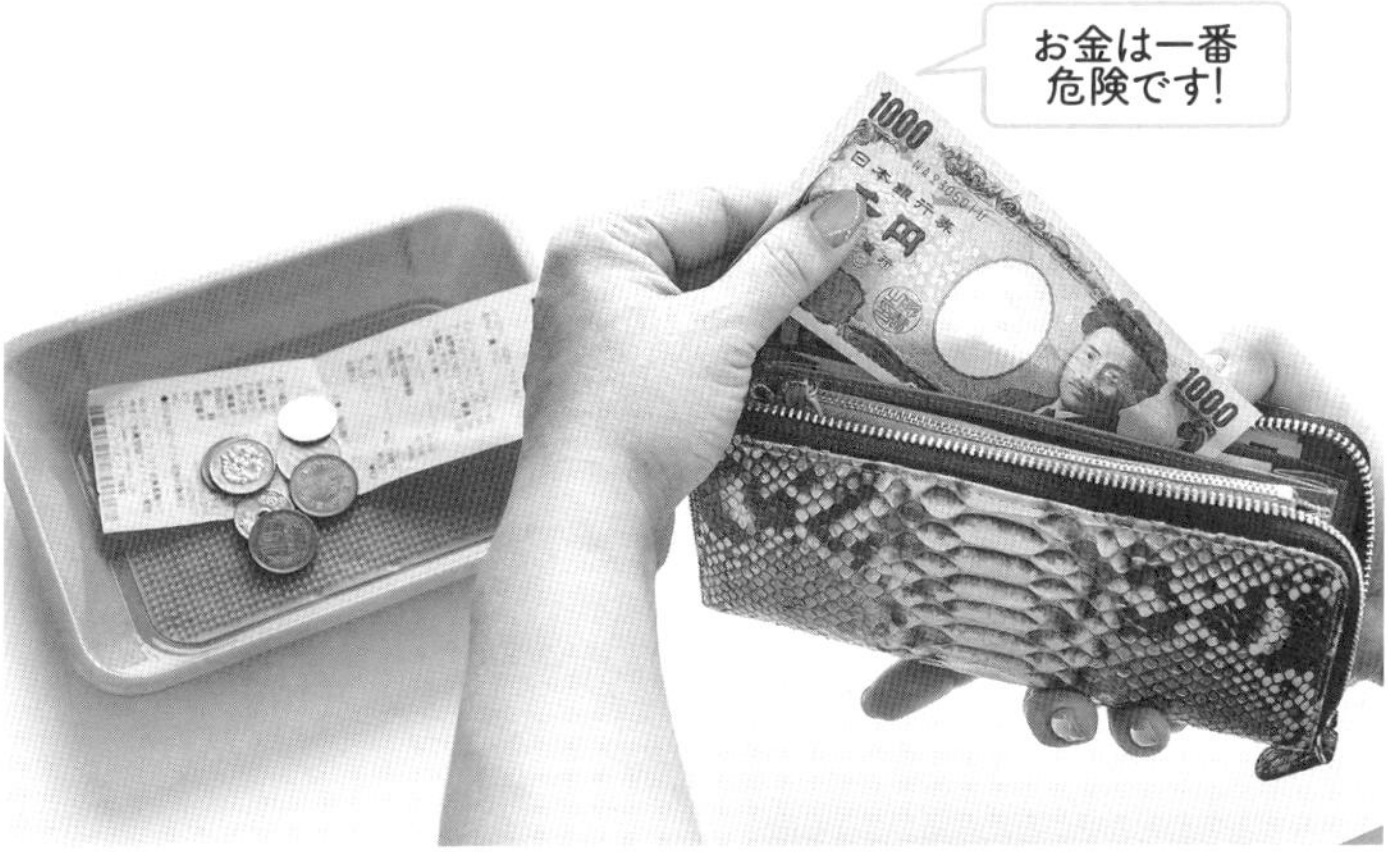

私は〝お金はもっとも危険〟と考えて行動しています。**普段からなるべく現金を使わず、電子マネーを利用しています。**「お札についた新型コロナウイルスは48時間生きている」という研究結果が出ています。お札や小銭は誰が触ったかわかりません。そのうえ、洗うこともできません。だから可能な限り、電子マネーなどの非接触型決済サービスを利用するのがベストです。

現金のやり取りは利き手とは逆の手を使う「クロスドミナンス」を徹底します。そしてお金を触った後は顔にふれないよう気をつけて。なるべく早めに手洗いをするか、手指を消毒しましょう。

クレジットカードも、手渡すスタイルだとリスクが高まります。使用後はできるだけ早く手指をきれいにしましょう。

レジでは真正面に立たない

アクリル板がないお店では要注意

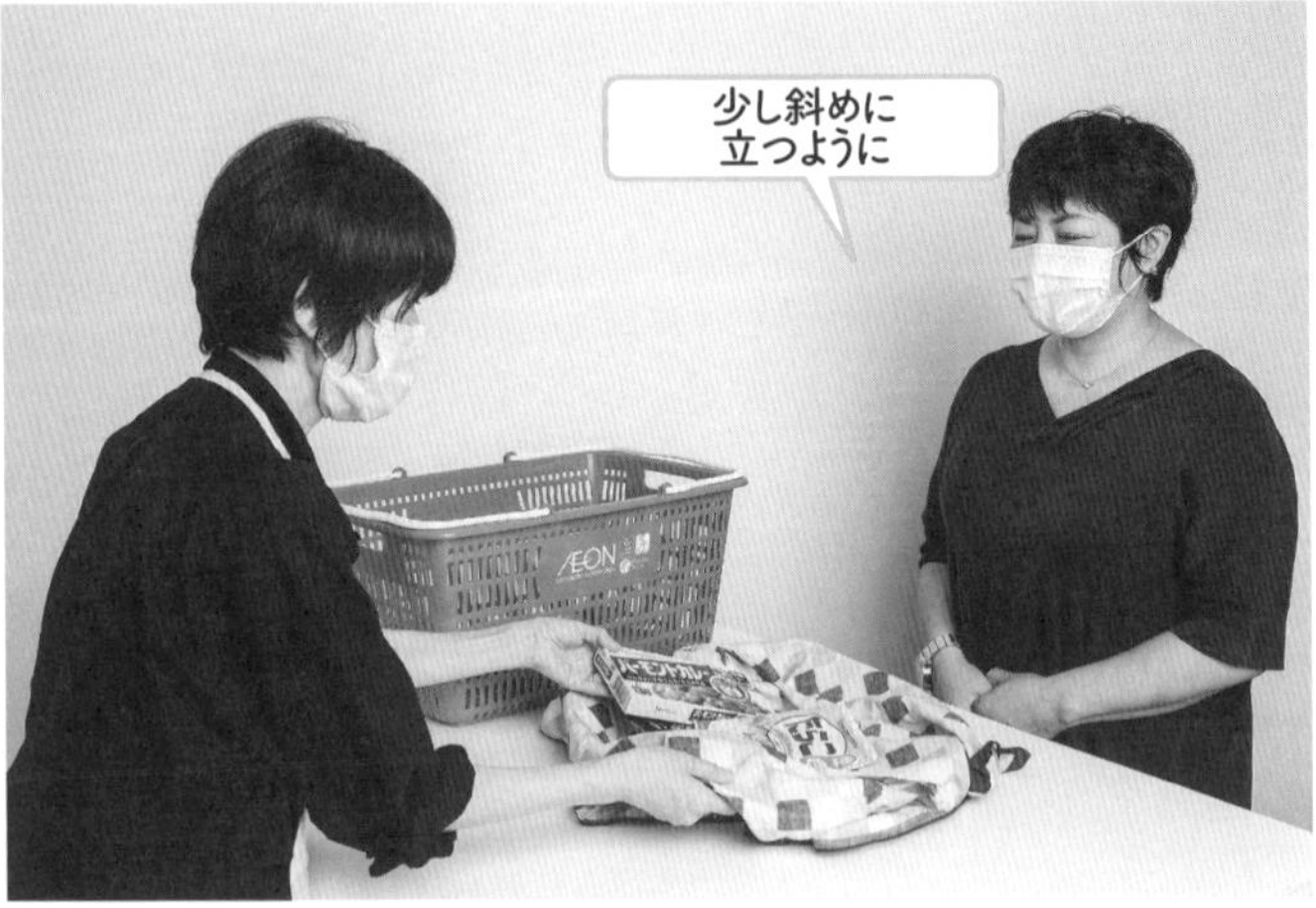

最近はレジにアクリル板やビニール製の仕切りなどを設置し、飛沫対策をしているお店が増えました。こうした対策がなされている場合は、あまり神経質になる必要はありません。ただし、周囲の人とのおしゃべりは控えましょう。**会話は店員さんとの必要最小限のやり取りにとどめます。**

注意したいのは、アクリル板などのガードがない場合。「レジ袋はいりません」などのやり取りが発生することもあるでしょう。こうした場面では、レジ担当の方の真正面に立つのを避けてください。お互いを守るため、**相手の飛沫を浴びない、自分の飛沫を浴びせないよう、少し斜めに立ちましょう。** そしてなるべく下を向いて話すと、リスクはさらに減ります。かわりに、帰り際に会釈をして、気持ちよく買い物を終えたいですね。

レジ袋のかわりに風呂敷を使おう

撥水加工タイプは水も運べるすぐれもの

慣れれば
簡単に包めます

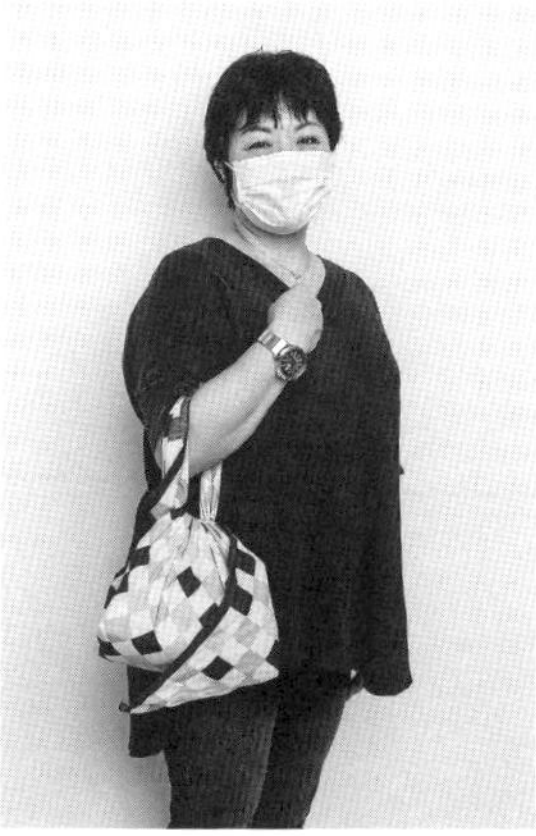

おすすめは
撥水加工の風呂敷

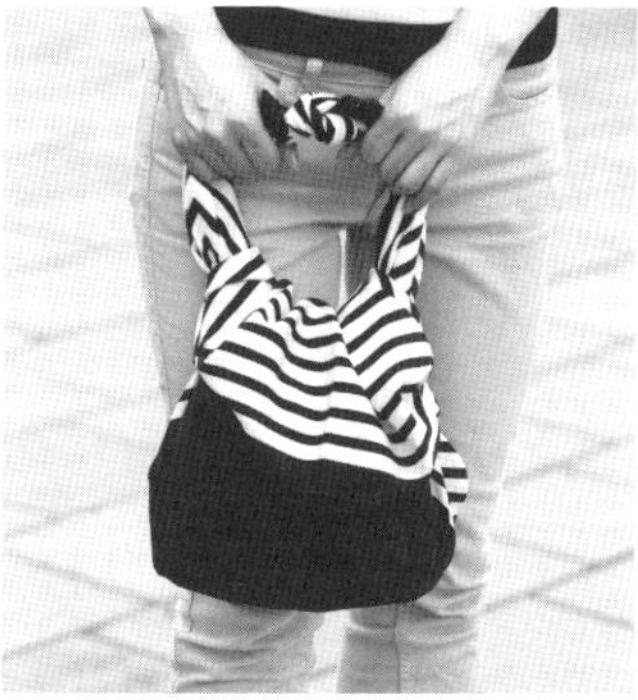

超撥水風呂敷「ながれ」は、オシャレな色柄が多数で、私も愛用しています。
㈳朝倉染布 ☎0277-44-3171

レジ袋が有料になり、エコバッグを持ち歩く人が増えています。新型コロナ対策の観点からいうと、**エコバッグもウイルスの温床になりやすい**です。使用後は洗濯か消毒をしましょう。

私が愛用しているのは、バッグではなく風呂敷。かさばらず、さっと包めて使い勝手がいいんです。右ページの写真のように、レジ台において店員さんに直接商品を入れてもらえます。

風呂敷は変幻自在なので、大抵のものを包むことができるのもうれしいところ。さまざまな大きさの書類を持ち運ぶ検察官や弁護士は、最初に風呂敷の使い方を習うそうですよ。

撥水加工してある風呂敷はもっと便利。突然の雨に遭遇したとき、荷物を覆えば中のものを濡らさずに済みます。傘がない場合、頭からかぶって雨除けにすることもできます。

外食で感染しないために

きちんと対策を取っている店を選ぶこと

おしぼりは必ず使う

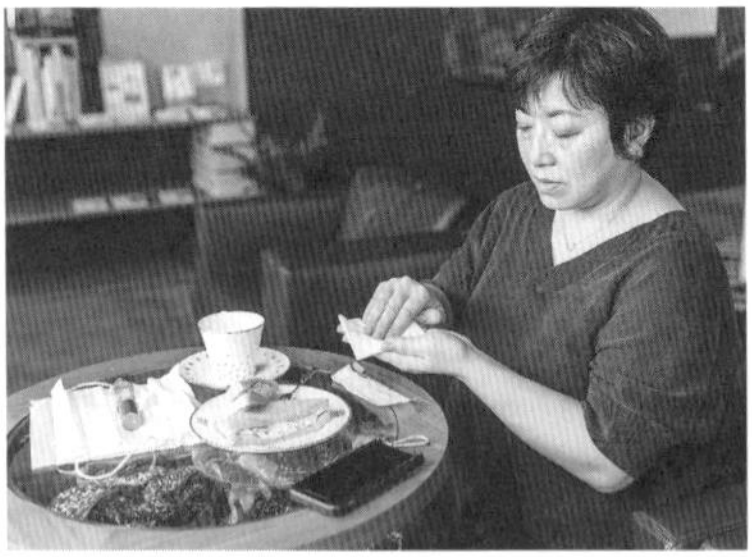

食事の前に、自前の消毒液でテーブルを拭くのがベスト

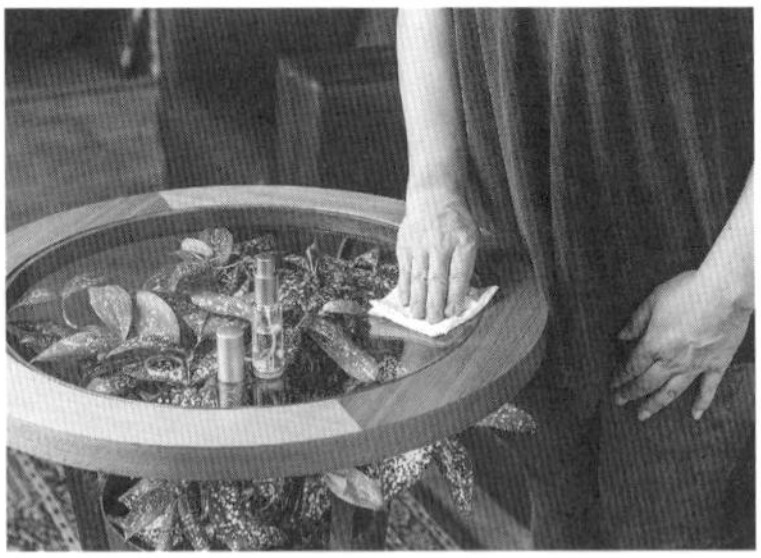

私は「外食がすべてダメ」とは考えていません。そのかわり、店は慎重に選びます。**三密を防ぐ環境を提供している店ならOK。**席と席の間がゆったりしていて、換気もよく、お客さんが密集していない店です。

対策を取っている店でも自衛します。食事の前には、持参の消毒液でテーブルと手を消毒します。

食事中にべらべらしゃべる人を避けることも大切です。もし近くの人がしゃべりだしたら、私なら即行動！　その人に背を向けて正面は避けます。可能なら、席を替えてもらいます。どれもできないなら、**食事を残してでも店を出ます。**飛沫がかかった食事や空間で感染したくないですよね。

「感じ悪いと思われたくない」と、我慢する人もいますが、自分を守る勇気をもって！

立ち食い、歩き食いはハイリスク

汚い手で食べ物に触ると危ない！

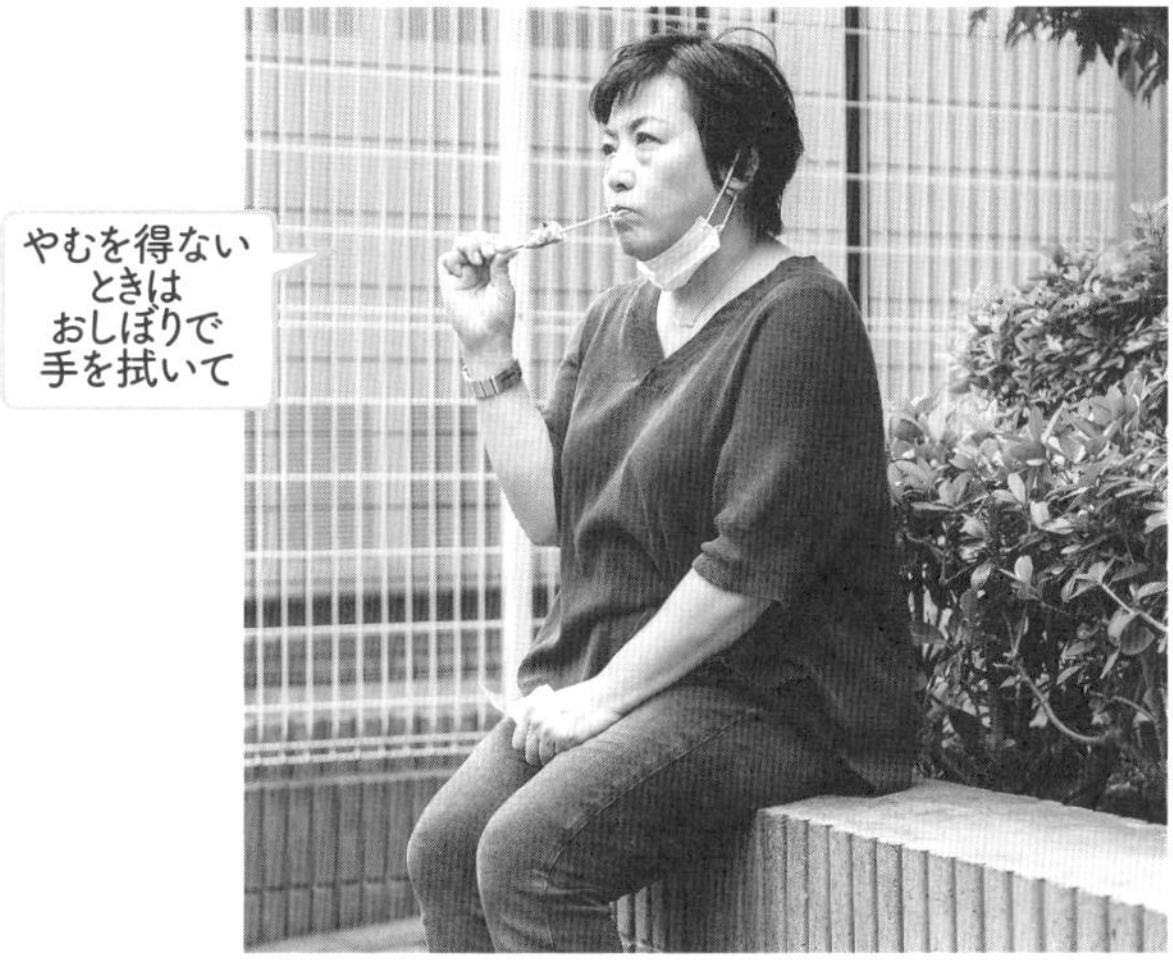

立ち食い・歩き食いは意外とハイリスク。〝外で食べるなら換気は十分じゃないか〟と思うかもしれません。でも、おしぼりで手を拭いたり、しっかり洗う人はほぼいないでしょう。**換気はよくても、手が汚いまま食べてしまうことが問題**なのです。

コンビニの周辺で地べたに座り、買ったものを食べている人を見かけますが、今後はやめましょう。商品を選ぶ際に、不特定多数の人が触ったものにふれ、お金をやり取り。その手で食べるのが感染につながります。

写真の焼き鳥のように、直接手でふれないものはまだしも、**おにぎりやパンはかなり〝ヤバい〟**と考えたほうがいいでしょう。やむを得ない場合は、必ずおしぼりで手を拭くこと。手で直《じか》につかまず、パッケージ越しに持つといった工夫も大事です。

公共交通機関（電車・バスなど）での対策

つり革・手すりに触ったら手をきれいにする

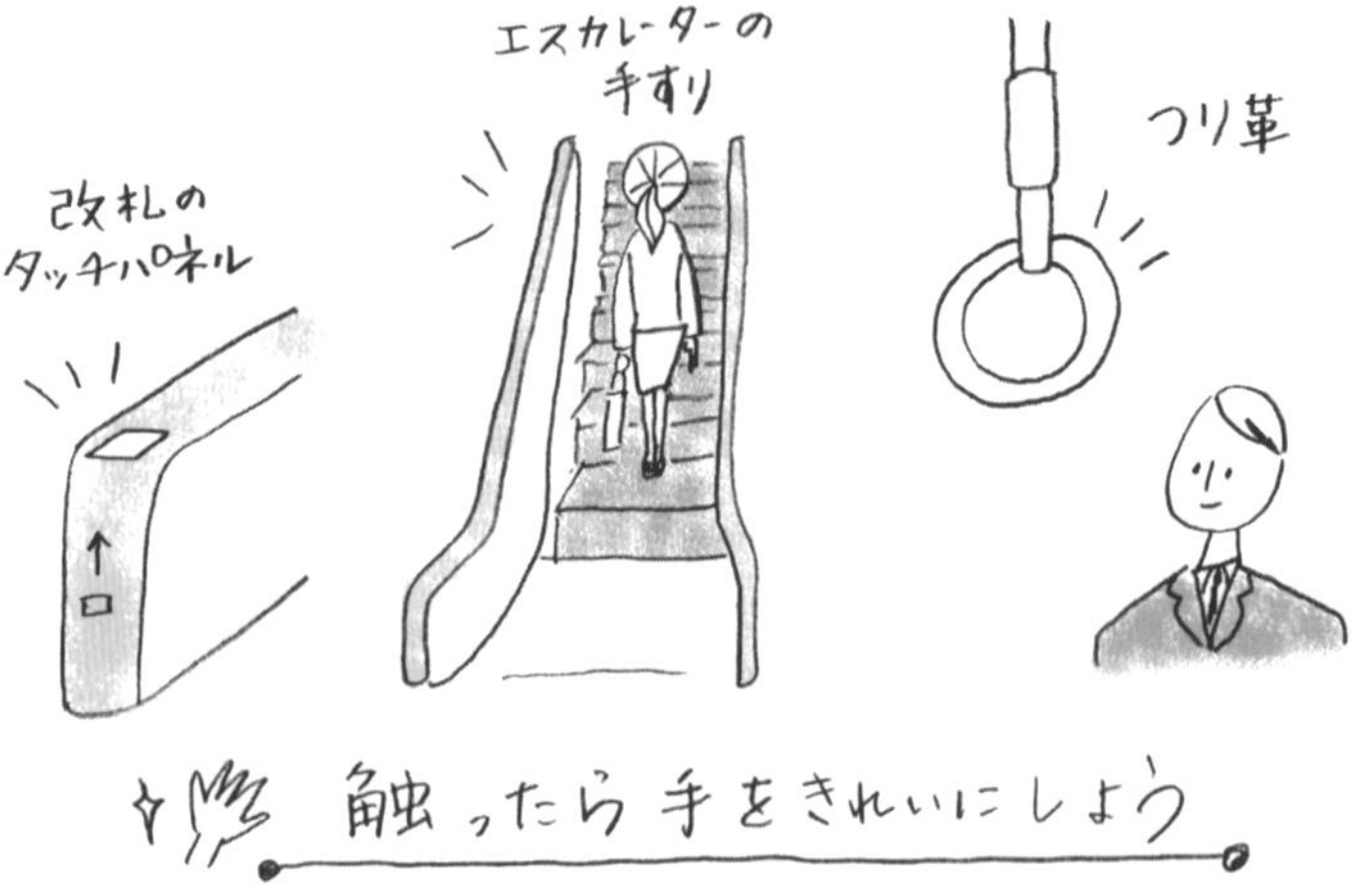

私は電車やバスでは、つり革も手すりもなるべく使わないようにしています。せっかくだから、体幹トレーニングを兼ねてチャレンジしています。

なぜなら、つり革や手すりには不特定多数の人がふれているからです。

電車やバスなどの公共交通機関は対策を徹底しています。ただ、清掃と清掃の間にたくさんの人が乗り降りするため、誰がどこに触っているかわかりません。**電車やバス内で何かにふれたら、手にウイルスがついたと考え、顔に触らないようにします。**

目的地に着いたら、持参の消毒液で手をきれいにしましょう。そのためにも、**消毒液を持ち歩くことをおすすめします。**トイレで手を洗えるならより安全です。公共交通機関を利用したら、〝とにかく手をきれいにするまでは顔を触らない〟が鉄則です。

タクシーに乗ったときの対策

できるだけ電子マネーを使おう

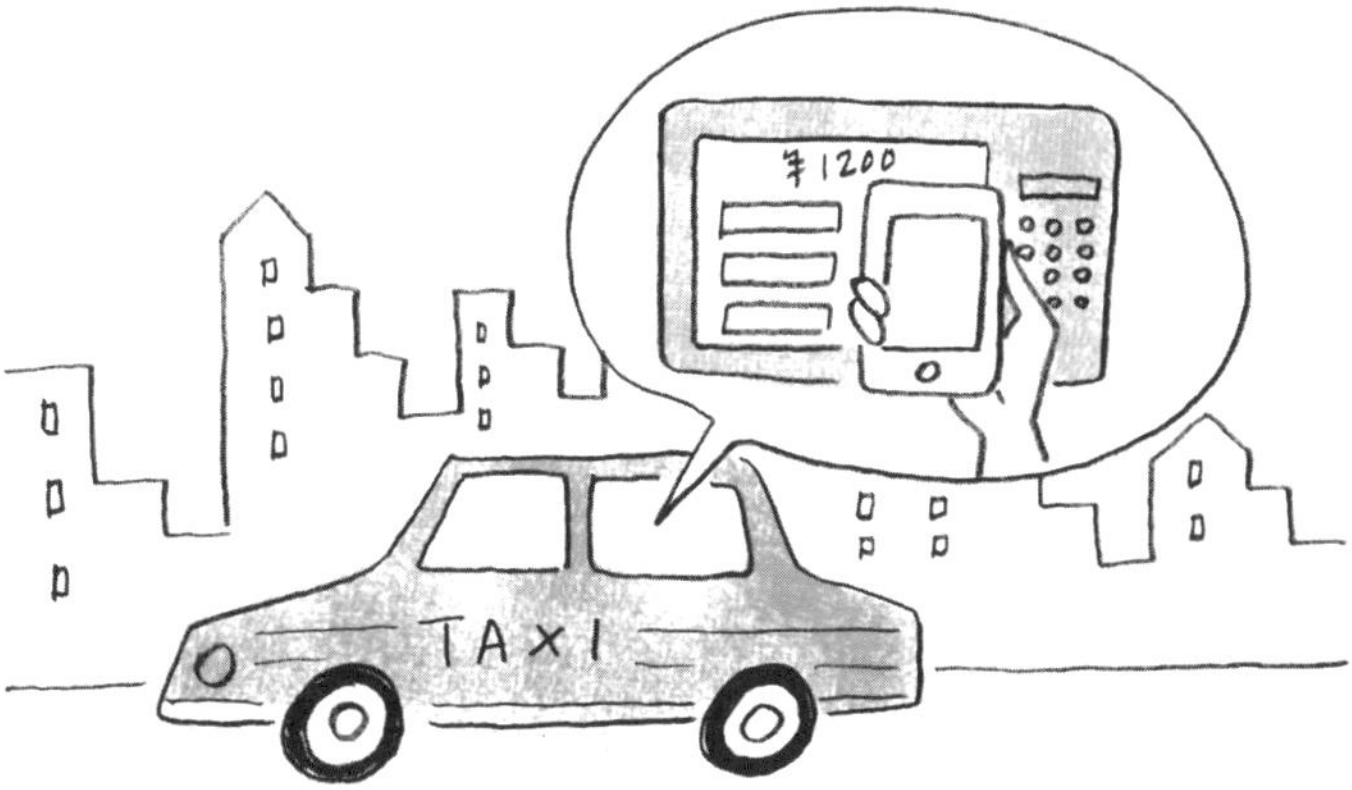

　こまめに消毒や換気をするなど、しっかり対策しているタクシーが増えました。あるタクシー会社では、立て続けにお客さんを乗せず、その間に清掃と消毒をし、車内の空気を入れ換えるそうです。アクリル板で運転席と乗客の席を仕切っているところも多いです。**乗客同士が窓を開けずにべらべらしゃべらなければ、過剰に怖がる必要はありません。**

　問題は「支払いの仕方」。現金にはウイルスがついているかもしれないので、触らないのがベターです。

　私はなるべく電子マネーを利用しています。ＳｕｉｃａやＰａｙＰａｙのような**非接触型決済サービスなら、感染リスクを抑えられます。**

　直接、現金のやり取りをしたら、タクシーを降りた後になるべく早めに手をきれいにしましょう。

公衆トイレで感染しないために

一見きれいなトイレにもウイルスはいるかもしれない

出る際のドアノブは直接手で触らない

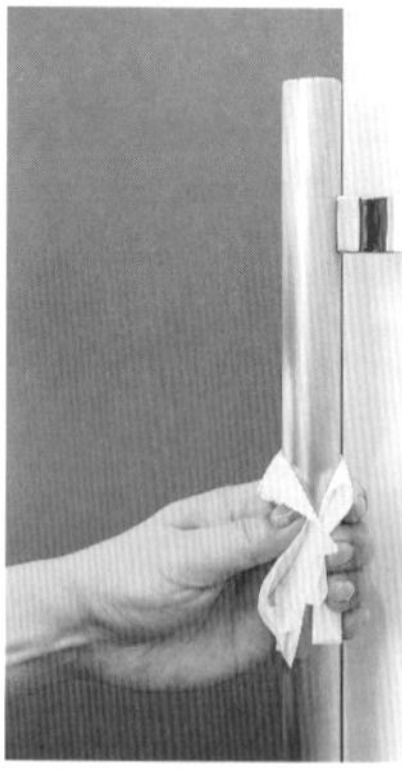

メイク直しスペースは拭く

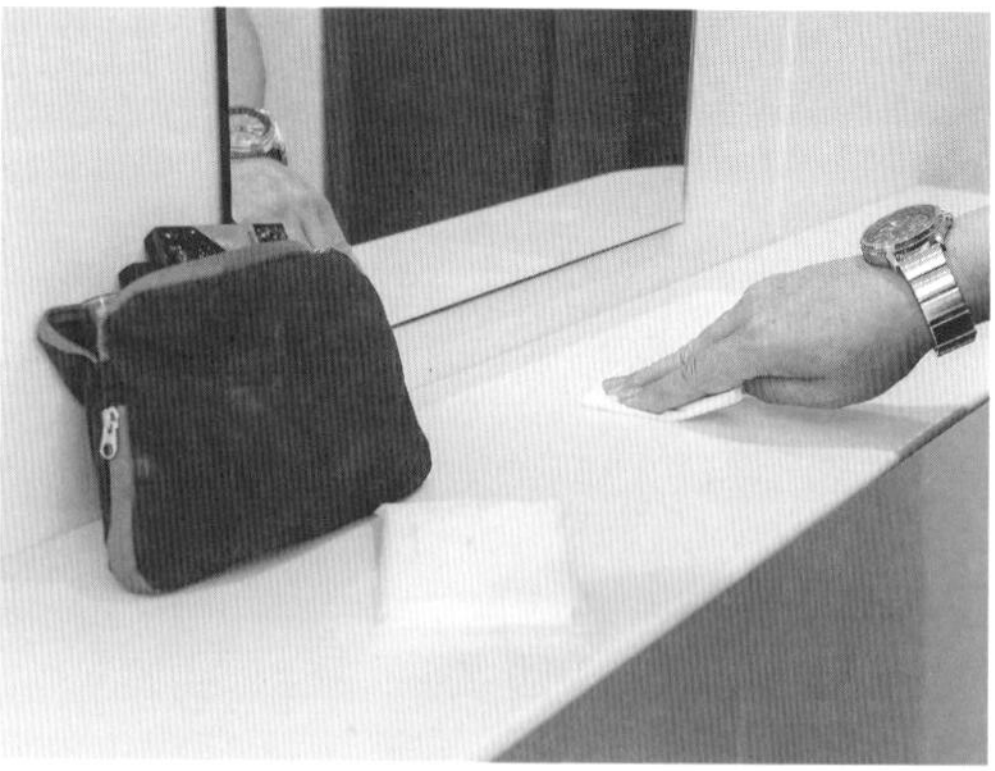

ウイルスは目に見えません。汚いトイレではみんな警戒します。でも、デパートなどのトイレでは気が緩みがち。見た目がきれいだからといってウイルスがいないとは限りません。

特に気をつけたいのが、メイク直しスペース。メイクを直す際にはマスクを外すので、飛沫が広がりやすく、感染しやすい要注意スポットなのです。化粧ポーチや化粧品を置く前に、手持ちの消毒液でメイク直し台を消毒するか、ティッシュを一枚置きましょう。**化粧品は使うものだけ取り出し、飛沫を浴びるリスクを下げます。**

トイレを出る際には、ドアノブを直接触らないこと。左写真のようにティッシュなどで覆ってから開けるか、手の甲やヒジを使いましょう。このとき、私は利き手とは逆の手を使う「クロスドミナンス」をしています。

トイレでの注意点

メイク直しの落とし穴

「崩れないメイク」も立派な感染対策

メイクが崩れない
スプレーがおすすめ

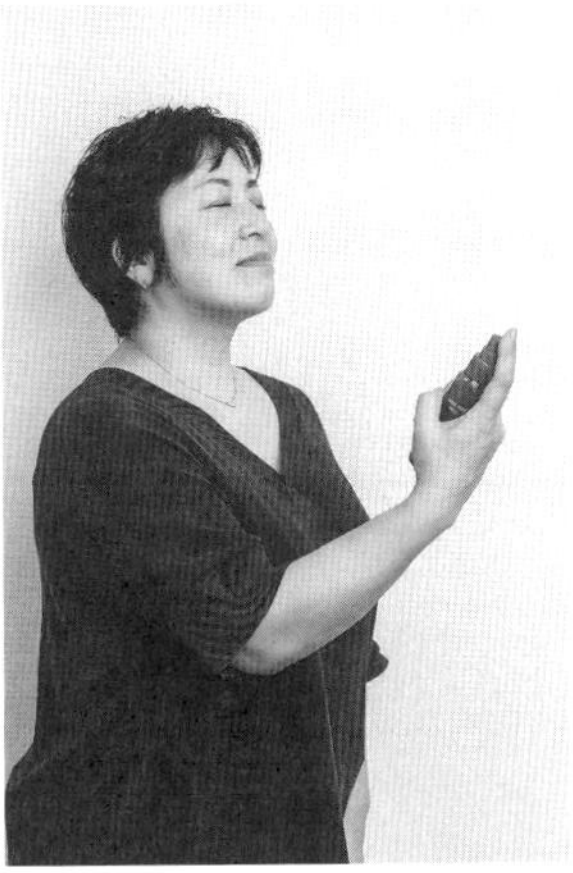

顔についたウイルスを
広げる可能性が

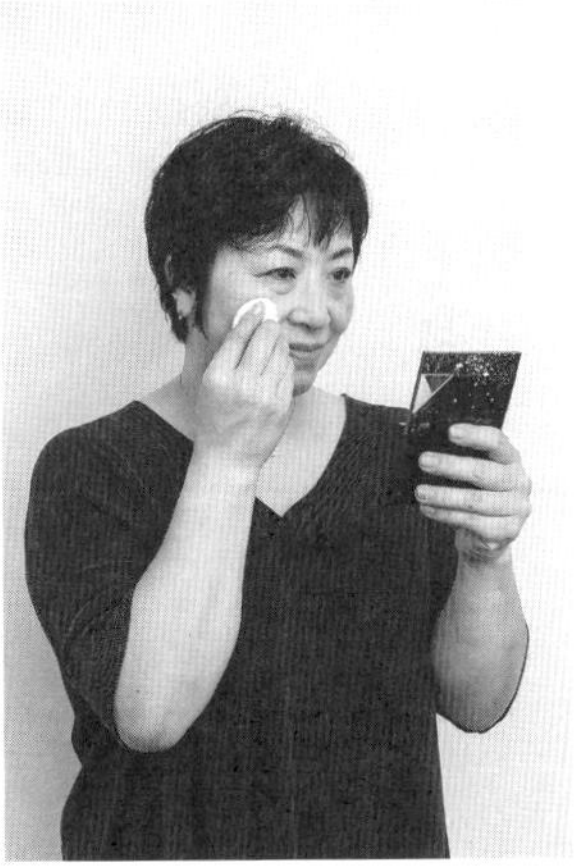

普段なにげなくやっている「外出先でのメイク直し」には、感染の危険がいっぱい。**メイク直しをするときは誰もが必ず、マスクを外します。**電話でしゃべりながらメイク直しをする人もいます。飛沫が顔やメイク道具にかかる率を下げるため、そういう人がいたら、私は離れます。

　もっと**有効なのは、外出先でメイク直しをしないこと。**そのために私は崩れないメイクに変えました。アイメイクにポイントを置き、マスクで隠れる部分のファンデーションはなるべく薄くしています。そして、メイクが崩れないスプレーを愛用。いろいろ試してみましたが、一番メイク崩れがしにくくなったのは「MAKE KEEP MIST」（コーセー）でした。ドラッグストアで1200円ほどと、値段も手ごろで気に入っています。

メイク直しのパフはウイルスの温床!?

汚いパフは感染リスクも肌荒れリスクも上げる！

こんなにきれいに！　おすすめは中性洗剤

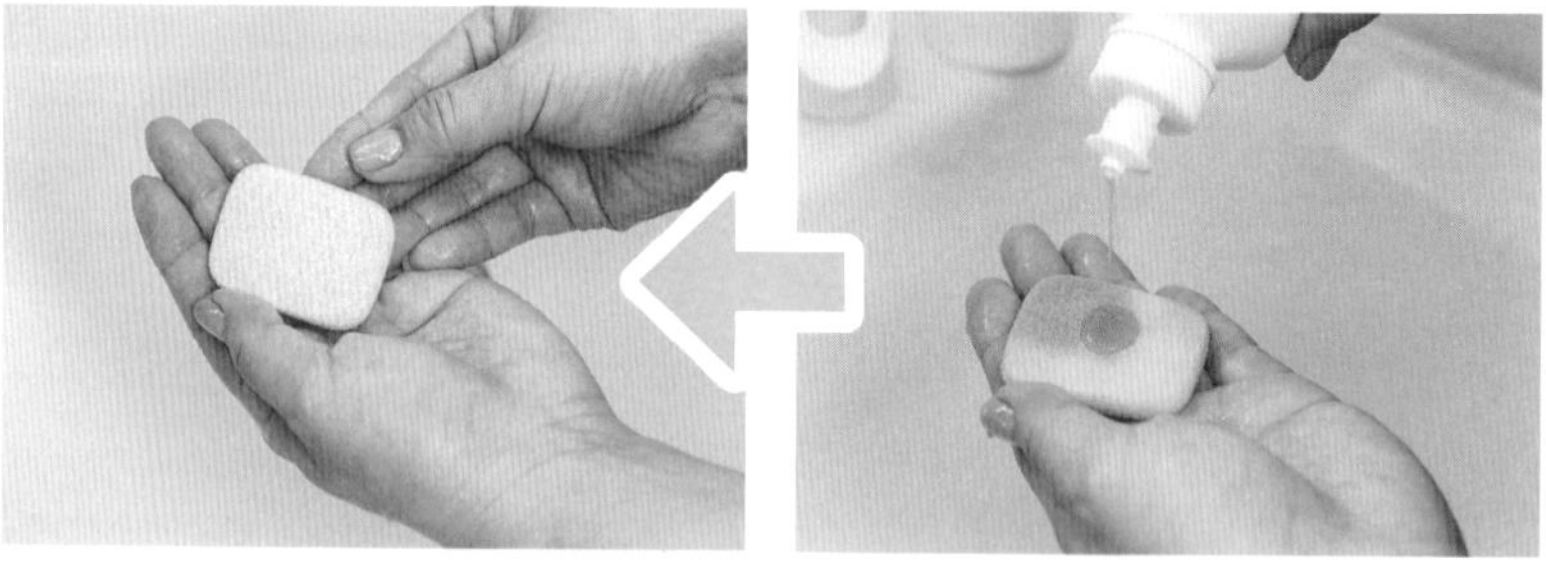

メイク直し用のパフを、どのくらいの頻度で洗っていますか？　一度も洗ったことがないという人は、感染リスクがかなり高いことを覚悟してください。**汚いパフは、ウイルスが長生きできる環境だからです。**

外出時にメイク直しをすると、パフが飛沫で汚染される可能性があります。そのパフを使うと、**ウイルスを顔じゅうに塗り伸ばすことになる**のです。そして、目や鼻、口から体内にウイルスが入ってしまいます。

私はパフを毎日手洗いしています。わざわざ専用洗剤を使わなくても、中性洗剤できれいに汚れを落とせるし、ウイルスも殺せます。

そもそも、汚いパフでは雑菌を塗りたくっているようなもの。肌荒れの原因にもなります。美しくあるためにも、パフは洗いましょう！

朝起きたら、まず歯を磨こう

虫歯・歯周病と口の乾燥はコロナの大好物！

歯磨きがベストですが

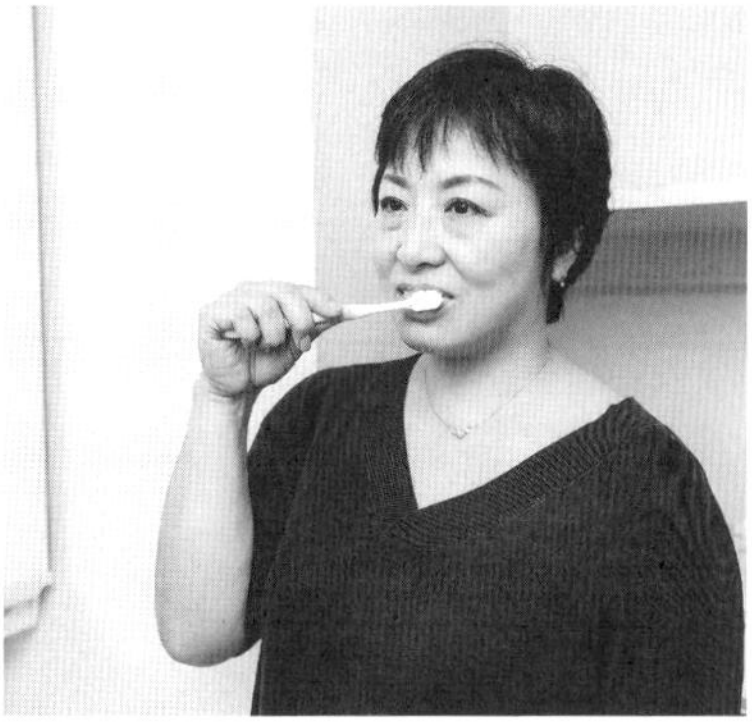

マウスウォッシュでもOK

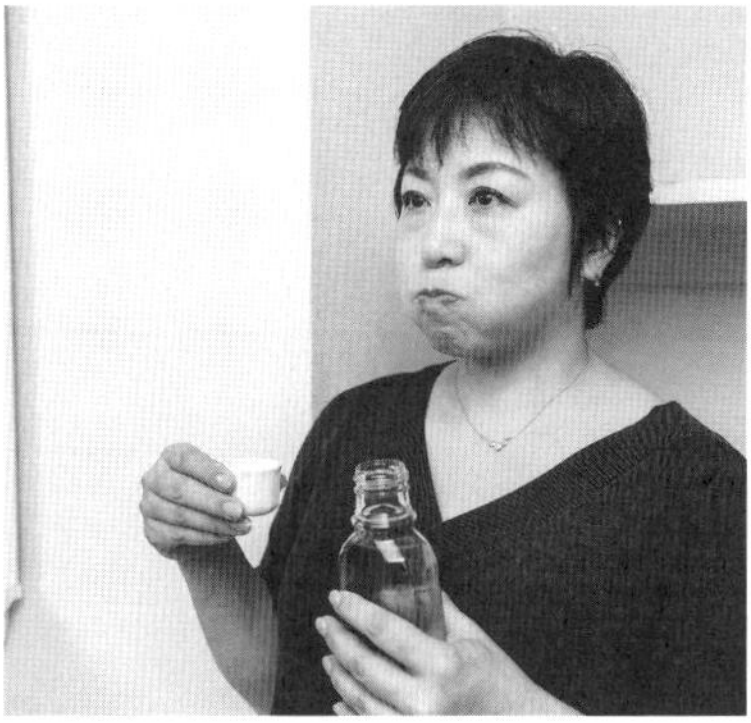

虫歯や歯周病のある人は、口に新型コロナウイルスが入ったとき、感染の確率がぐんと上がります。**虫歯や歯周病は、口の中が傷ついている状態。その傷からウイルスが侵入します。**口腔ケアは、実は感染対策になるのです。

私が朝起きて、まず行うのは歯磨き。虫歯・歯周病予防のためと、乾燥した口を潤すためです。

口を開けて寝ている人は多く、口の中が乾燥しています。乾燥すると、粘膜が傷つきやすくなり、感染リスクが高くなります。だから、起きたら歯磨きをするのです。なお、日中の乾燥対策のために、水分はこまめに摂りましょう。**45分に一度、ひと口飲むと感染症にかかるリスクが下がります。**

歯磨きがベストですが、マウスウォッシュでもかまいません。それもなければ、水で口をすすぐだけでもOK！

三密での基本行動。私はこうしてます

満員電車では鼻呼吸。エレベーターに気をつける

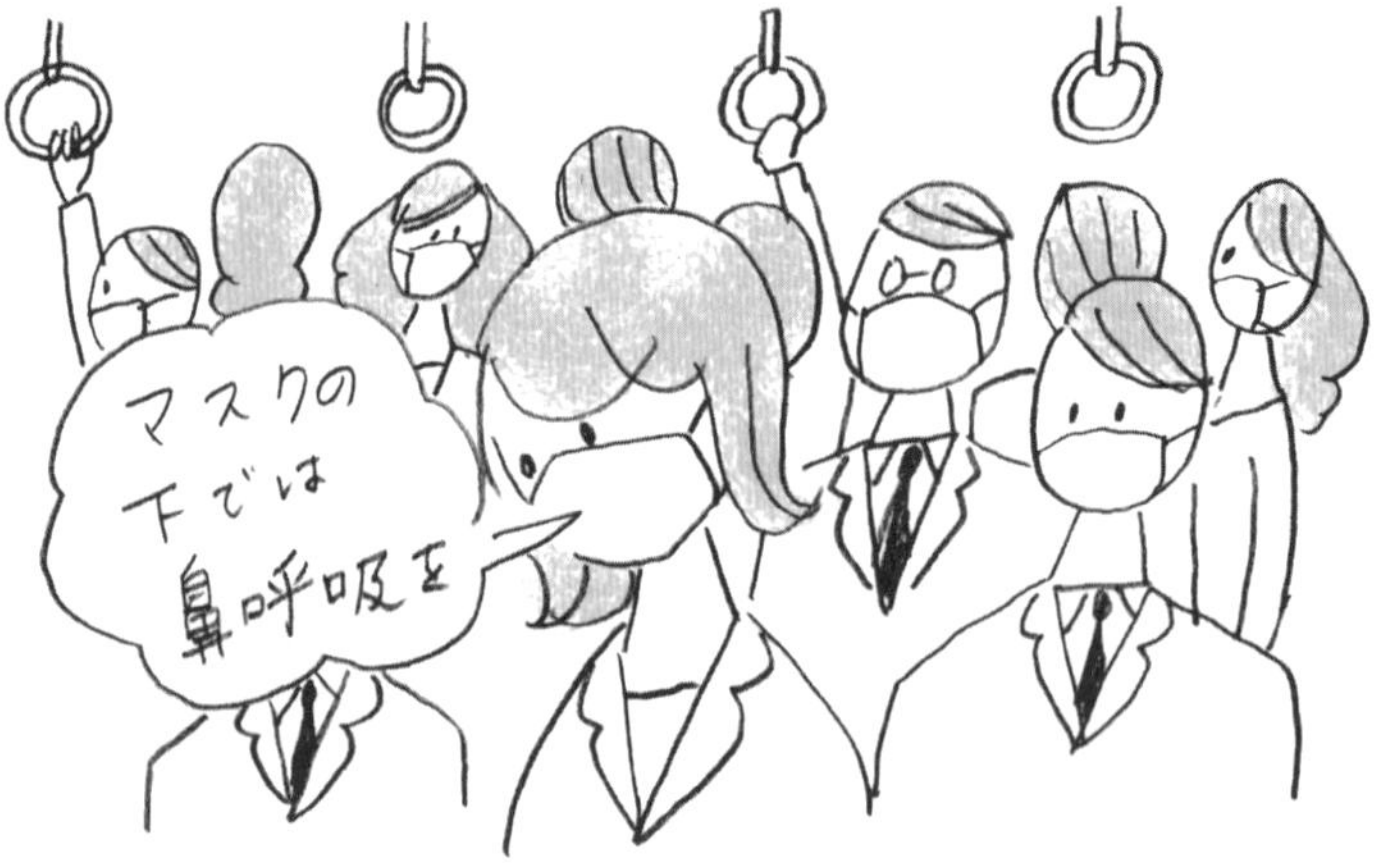

三密の空間では、「マスク＋鼻呼吸＋ものを触らない」が基本です。加えて、おしゃべりも避けます。**5分間の会話で1回の咳と同じくらいの飛沫（約3000個）が飛ぶ**といわれているからです。

満員電車では、マスクをしっかり着用したうえで、軽くうつむいて鼻呼吸しましょう。飛沫を直接吸い込まないためです。

エレベーターは密室なので、人が多いときは乗らないで。**エスカレーターでは、前の人と2段以上開けます。**手すりにつかまる必要がある人は、手袋をつけるか、触った後に手洗いか消毒をしましょう。

買い物は、密になる時間帯が決まっています。そこを外せばいいのです。三密を回避するためのスケジュール調整も、大事な対策です。

マスクの正しいつけ方

盲点は鼻のスキマ。しっかりフィットさせて

1 マスクを二つ折りする

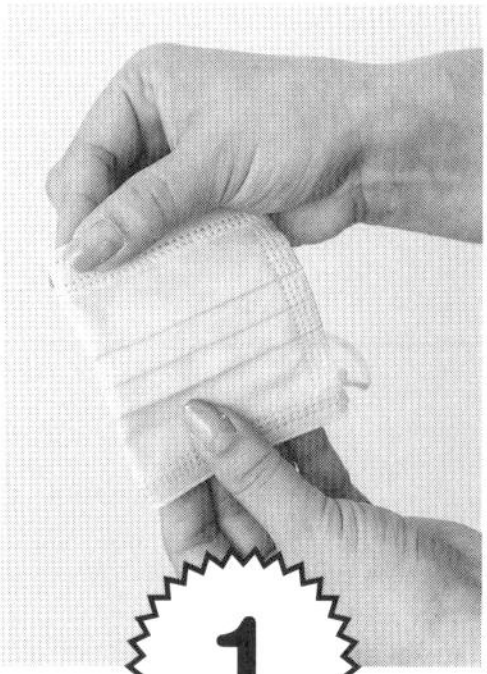

2 紐の部分を持ってマスクをつける

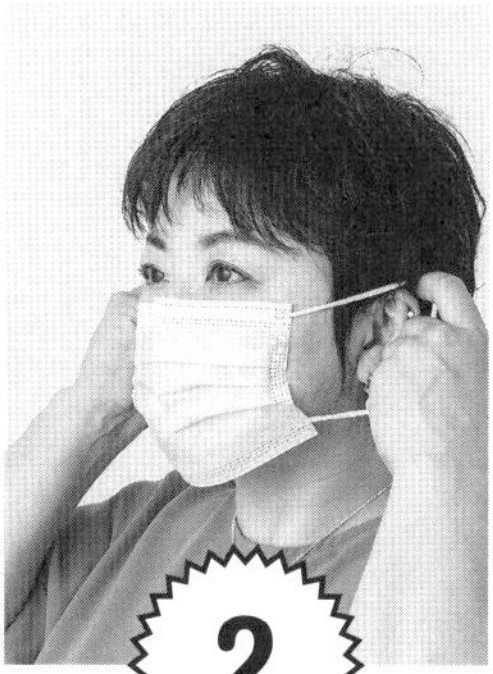

3 マスクがずれないよう上端を指で押さえ、マスクを引っ張って顎を覆う

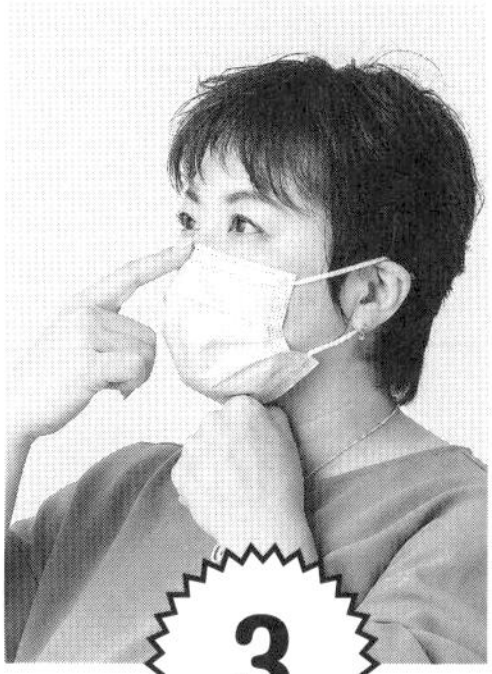

マスクは人に感染させない・感染経路になる顔を触らない、という意味で効果的です。「換気の悪い場所」や「人が多くいる場所」、「人が密集する場所」などでは必ず着用しましょう。

　まず、**なるべく内側を触らない**ように二つ折りにします。その折り目を鼻筋に沿うようにして顔に当て、耳にゴム紐をかけます。これで鼻の横のスキマが埋まります。次に、マスクの上端を鼻の上で軽く押さえて、マスクを下に引っ張り顎を覆います。このとき、**隙間があるとマスクの効果が半減**するので気をつけて。最後に、ゴム紐を耳に沿わせるように斜め上に引っ張りフィットさせると、耳が痛くなりません。

　マスクの裏表の見分け方や目印はメーカーによって異なります。パッケージの写真と同じ向きになるように使いましょう。

マスクの三大NG行為

外すならきちんと外すこと！

鼻が出ていたら意味なし！

顎にずらす

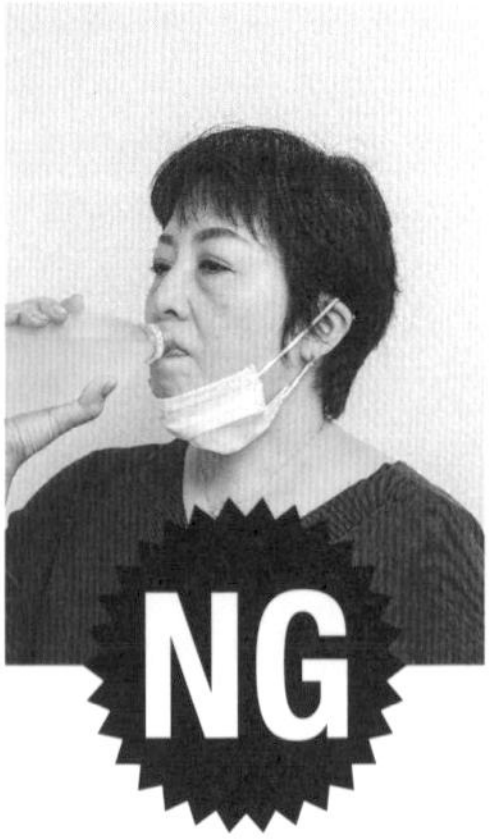

耳にかける

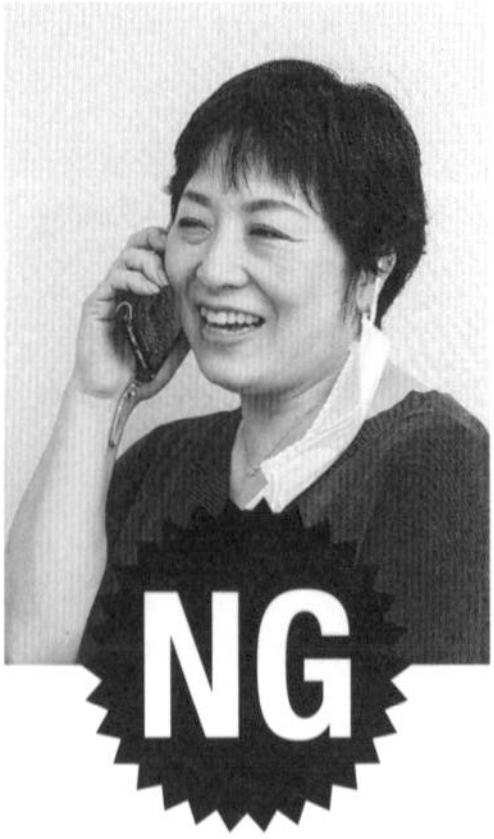

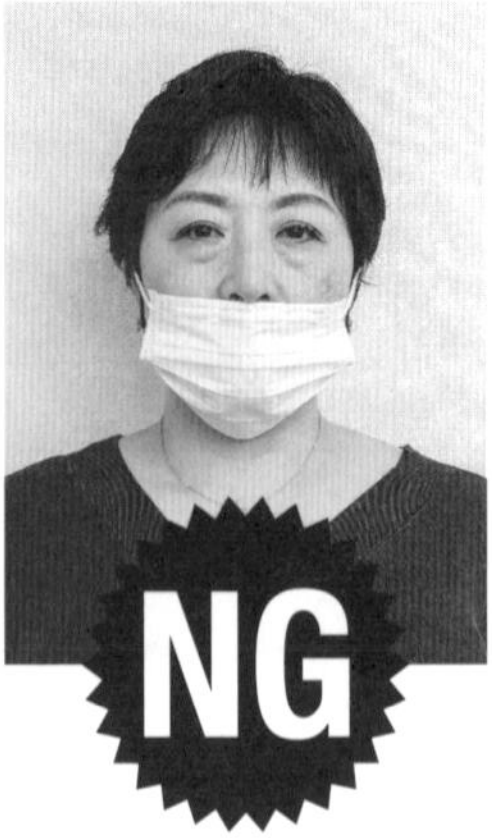

鼻を出した状態でマスクを着用している人を見かけます。口を覆っているので問題なさそうですが、周囲の感染者が咳をした場合、**飛沫を鼻から直接吸ってしまう**リスクがあります。

顎にずらしたり、耳にかけるのもNG。マスクにも「グリーンゾーン」と「レッドゾーン」があります。マスクの外側は誰かの飛沫を浴び、ウイルスに汚染されている可能性があるレッドゾーン。内側はグリーンゾーンです。**マスクの表面を触った指で内側に触ると、レッドゾーンになってしまいます。**

顎にずらすと、顎や喉にウイルスがついていたとき、マスクの内側が汚染されます。耳にかけたままブラブラさせても、せっかくきれいな内側に何かが当たって汚染される可能性があります。マスクを外すなら次ページのように対処することが大切です。

マスクを外したときの扱い方

ティッシュでサンドイッチすることが大切

机などに
ティッシュを広げ
その上にマスクを置く

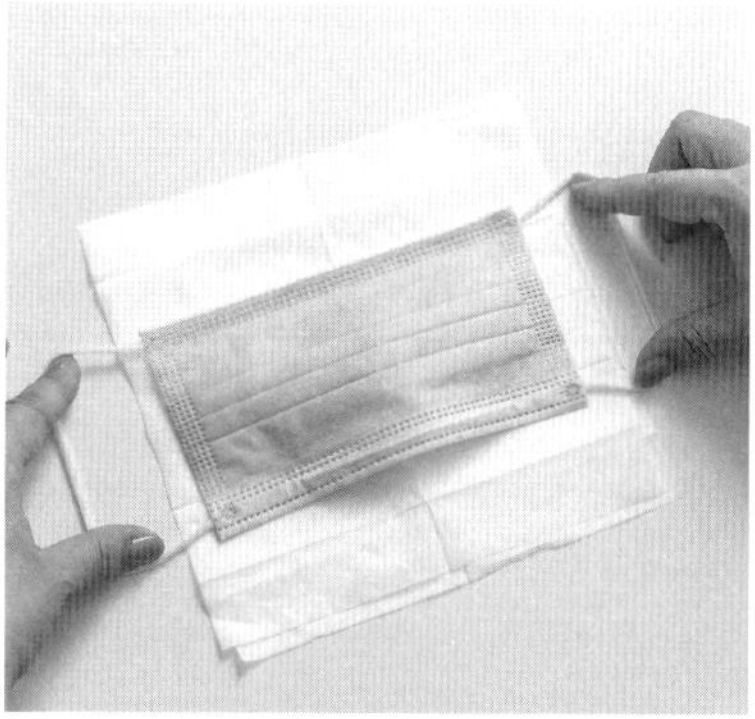

マスクの上からティッシュを
一枚かぶせてサンドする

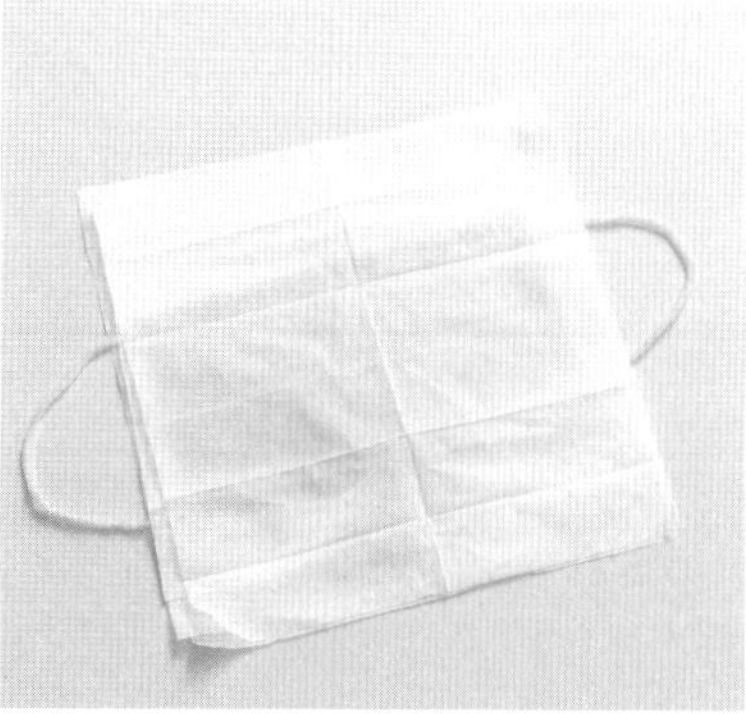

外出先や職場などでマスクを外すときは、マスクの外側をなるべく触らないようにしてください。私は指をゴム紐に引っかけて外しています。そして、ティッシュを広げて、内側が下になるように置きます。内側を上に向けて置くのは厳禁。**たった数秒でも、自分以外の人からの飛沫がついてしまい、そのマスクを着用することで感染した例がある**からです。

マスクを置いたら、もう一枚ティッシュを上に重ねます。お茶を一杯飲む程度の短時間なら、ティッシュでサンドイッチするだけでもOK。マスクケースなどに入れれば、より安心です。

マスクを外すときのNG行為は、そのままポケットに入れてしまうこと。マスクの外側についているウイルスがポケットを汚染し、そこから手について、感染するリスクがあります。

マスクケースはクリアファイルで作れる

家にあるクリアファイルを使えばタダ！

クリアファイルをマスクの大きさに合わせて切るだけ

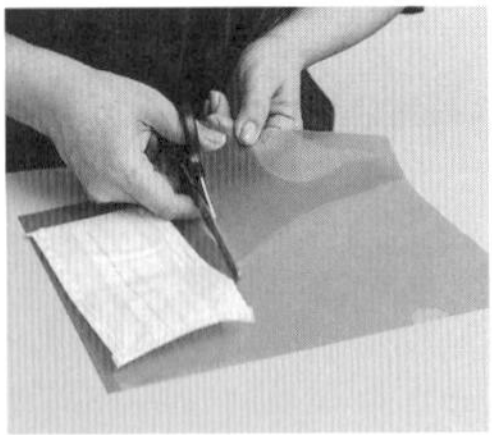

端を丸くカットすると手がふれても痛くない

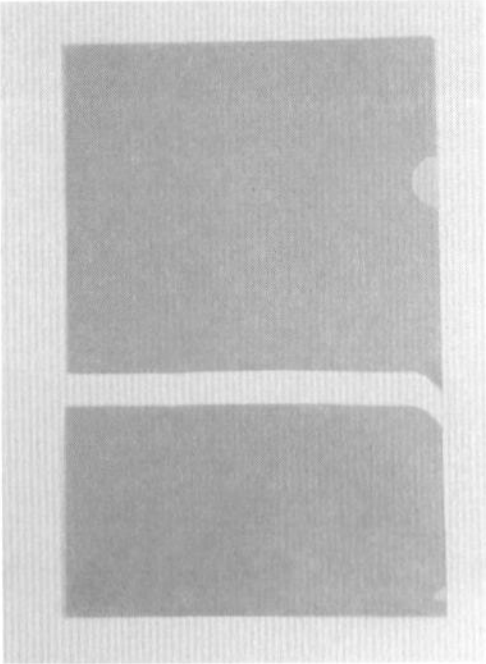

ティッシュでサンドしたマスクを入れる

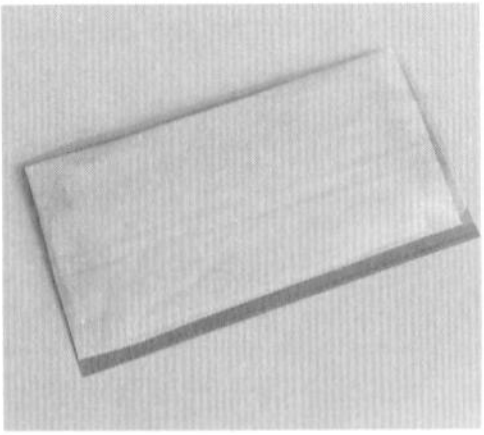

マスクケースは、わざわざ買わなくても、**家にあるクリアファイルで代用できます。**カットせずに使ってもいいでしょう。ただし、大きいとバッグへの出し入れが面倒です。私はマスクの大きさに合わせてカットすることをおすすめします。

外したマスクはP65のようにティッシュでサンドイッチし、マスクケースに入れるようにしましょう。直接ケースに挟むと、マスクの外側についているウイルスでケースが汚染されます。こうなると、せっかく作ったマスクケースがウイルスの温床になってしまいます。

外食時やメイク直しなど、**まとまった時間マスクを外すときは、マスクケースに入れましょう。**そのままマスクをバッグに放り込むと、中身を汚染して感染リスクを上げるので要注意！

布マスクやウレタンマスクの有効性

「うつさない」効果は十分にある

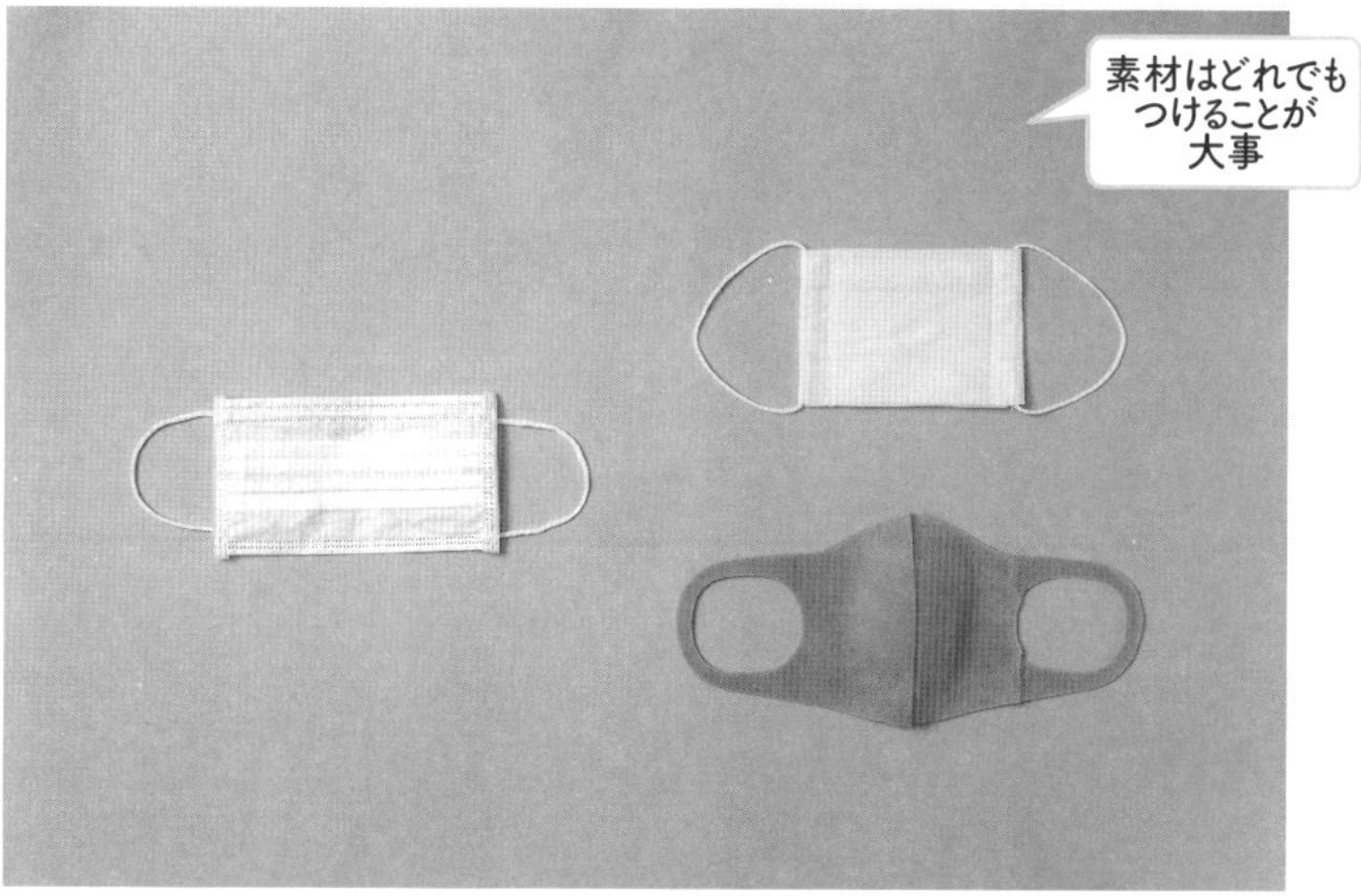

不織布、布、ウレタン。どのマスクがいいの?とよく聞かれますが、どの素材でも新型コロナウイルスは入ってきます。新型コロナウイルスは花粉よりもずっと小さく、花粉は通さないマスクでもすり抜けてしまうのです。

ただし、**人に感染させないという意味では、どれも効果があります。**マスクをつけた感染者がくしゃみや咳をすると、ウイルスは唾とくっつき、マスクの網目より大きいサイズになります。だからマスクの外に出なくなるのです。

私は、コンビニでの買い物など、会話のない短時間の外出には洗って繰り返し使えるウレタンや布マスク。不特定多数の人と会う、会話するなど、**マスクが汚染される確率が高いときには、不織布のマスクを使い捨て。**このように使い分けます。汚染度の高いものはなるべく家に持ち込まないためです。

口呼吸だと感染リスク大！　鼻呼吸がマスト

無意識に鼻呼吸ができるよう「いい姿勢」をキープ

いい姿勢だと自然と鼻呼吸になる

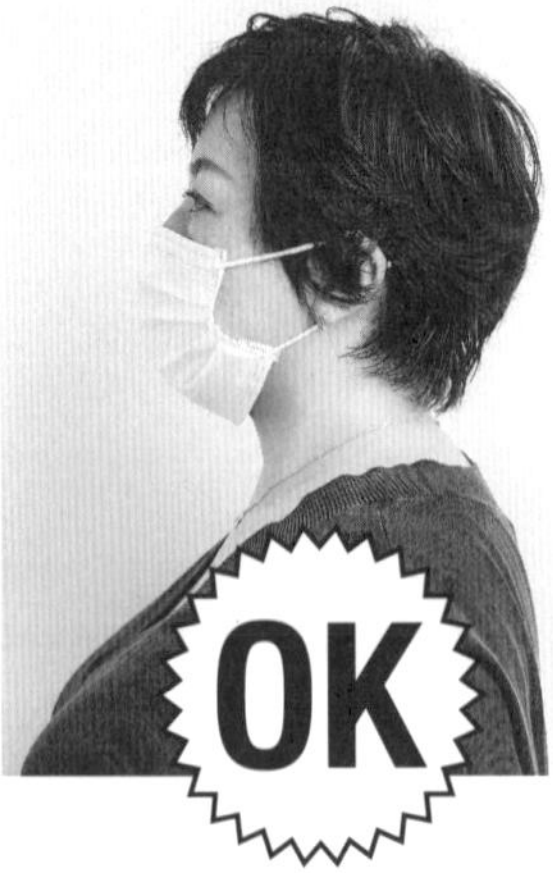

姿勢が悪いと口呼吸に

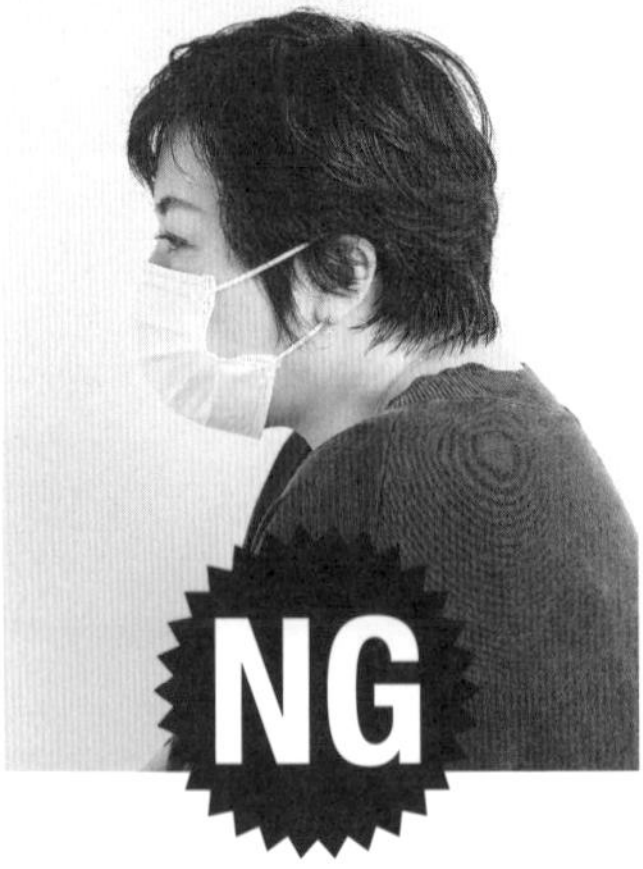

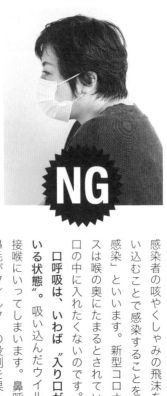

感染予防には「鼻呼吸」がマスト。感染者の咳やくしゃみの飛沫を直接吸い込むことで感染することを、「飛沫感染」といいます。新型コロナウイルスは喉の奥にたまるとされているので、口の中に入れたくないのです。

口呼吸は、いわば〝入り口があいている状態〟。吸い込んだウイルスが直接喉にいってしまいます。鼻呼吸なら、鼻毛がフィルターの役割を果たすので感染リスクが低くなります。だから今、鼻毛は抜いちゃダメ！　はみ出た部分だけを切りましょう。

NGのように、**猫背で顎が出ている人は口呼吸になっています。**マスクをしたときに自分の口臭が気になるなら、口呼吸をしている証拠です。

OKの姿勢だと、口が閉じて自然に鼻呼吸になります。マスクもスキマなくフィットしますよ。

鼻呼吸ができているかをチェックする方法

体幹を鍛え、姿勢の改善にも役立つ！

ペットボトルが
潰れれば
鼻呼吸ができている

内腿に
「からのペットボトル」を
挟んで、力をこめる

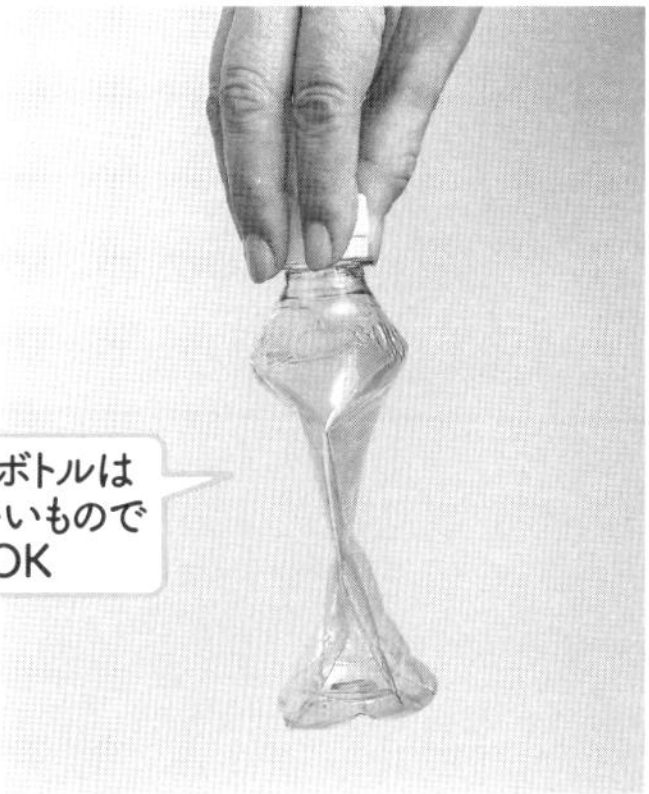
ペットボトルは
柔らかいもので
OK

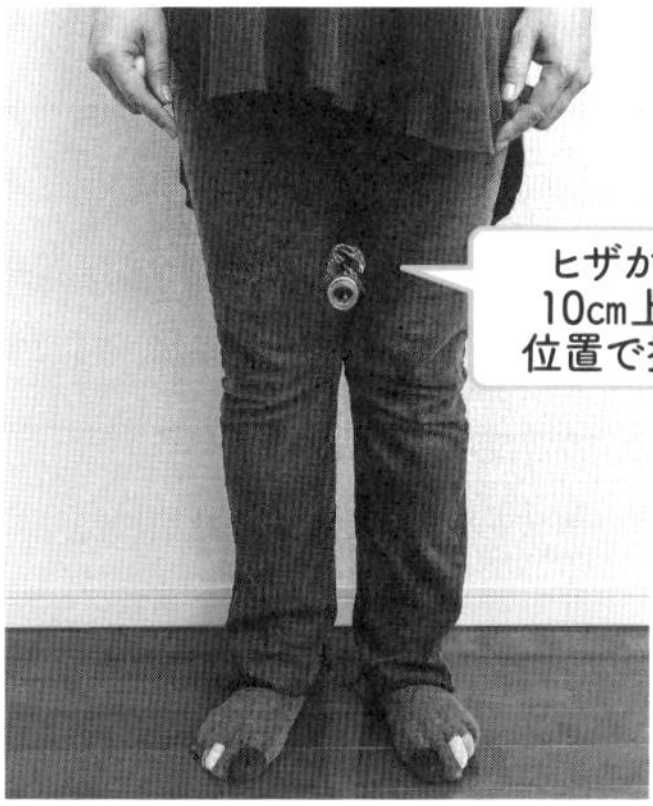
ヒザから
10cm上の
位置で挟む

自分が鼻呼吸ができているかを簡単にチェックする方法があります。上写真のように、内腿にキャップを外したからのペットボトルを挟んでください。「いろはす」のような柔らかいものでOK。そして、内側に向かって力を加え、ペットボトルに圧をかけてみて。これでペットボトルが潰れれば、あなたは鼻呼吸ができています。

潰れなかった人も、**内腿と体幹を鍛えるトレーニングですぐに改善できます。** 顔を洗う、髪の毛を乾かす、洗い物をする。この3つを行うときは、ペットボトルを内腿に挟みながらしてください。猫背が治り、鼻呼吸が自然とできるようになります。3日で変わってきますよ。

感染予防にもなるし、姿勢もよくなる方法です。ぜひ、ステイホームの新習慣に加えてください。

フェイスシールドの使い方

本来は、マスクとの併用が理想

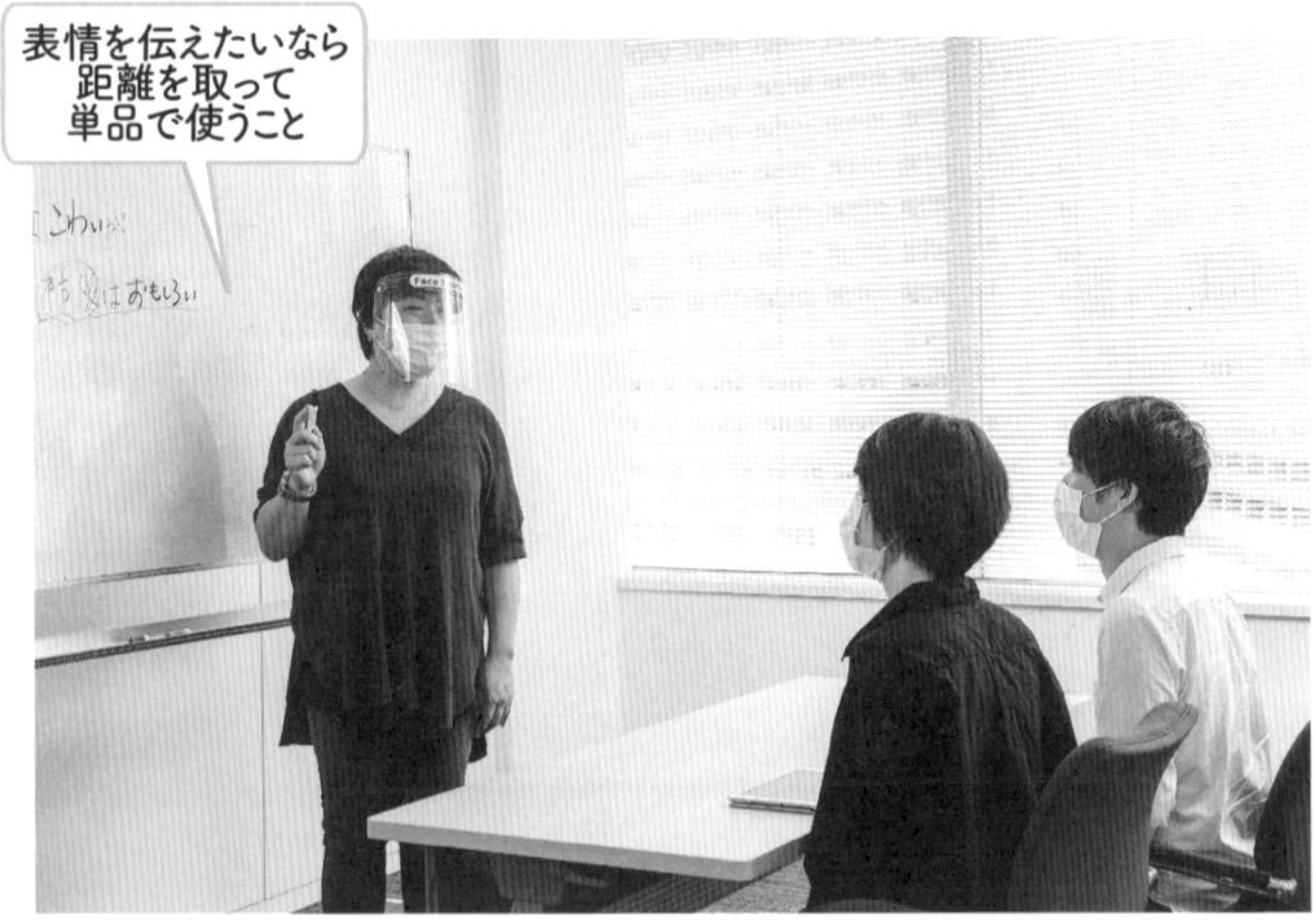
表情を伝えたいなら
距離を取って
単品で使うこと

フェイスシールドは、飛沫を浴びないための医療従事者向けアイテム。口を完全に覆わないので、感染予防としてはマスクよりも劣ります。そのため、医療従事者はマスクと併用します。**フェイスシールドだけだと飛沫を浴びるリスクがある**からです。

徹底的な感染予防には、フェイスシールド＋マスクが一番効果的です。ただし、口元が隠れることで表情が伝わらず、支障が出ることもあります。その場合は距離を2m取ってフェイスシールドを単品で使うのがいいでしょう。たとえば学校の先生やセミナー講師、手話通訳など。**口の動きや表情が重要な意味を持つ職業の人は、使う意味がある**と思います。フェイスシールドは圧迫感があり息苦しいので、聞き手はマスクだけでいいでしょう。ただし、換気はこまめに行いましょう。

フェイスシールドを使うときの注意点

息苦しくてもしっかり装着しないと意味なし

息がしやすいようにずらす

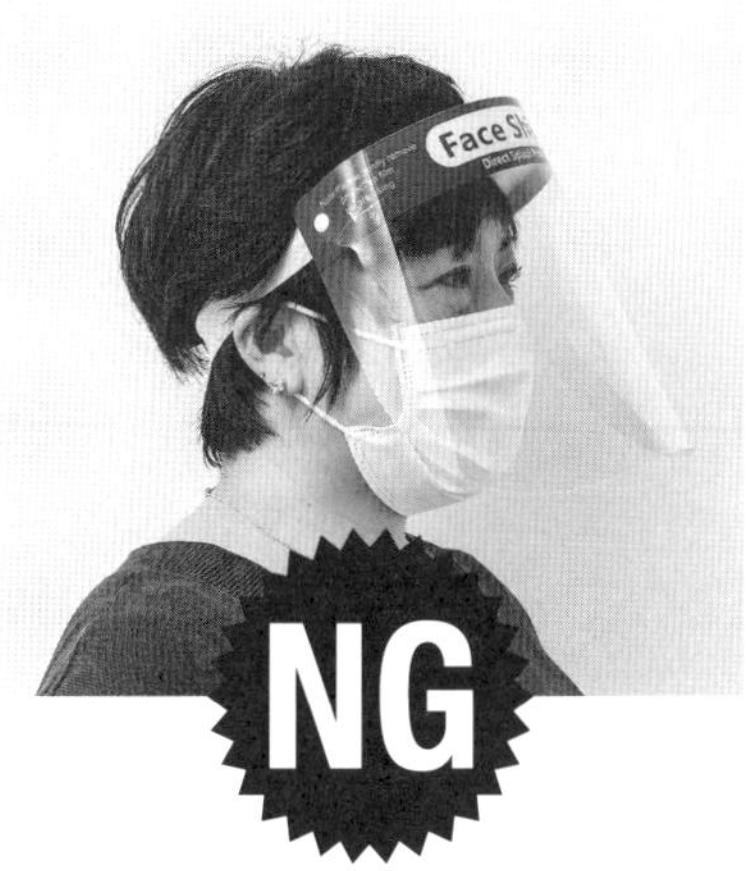

顎下までしっかり覆う

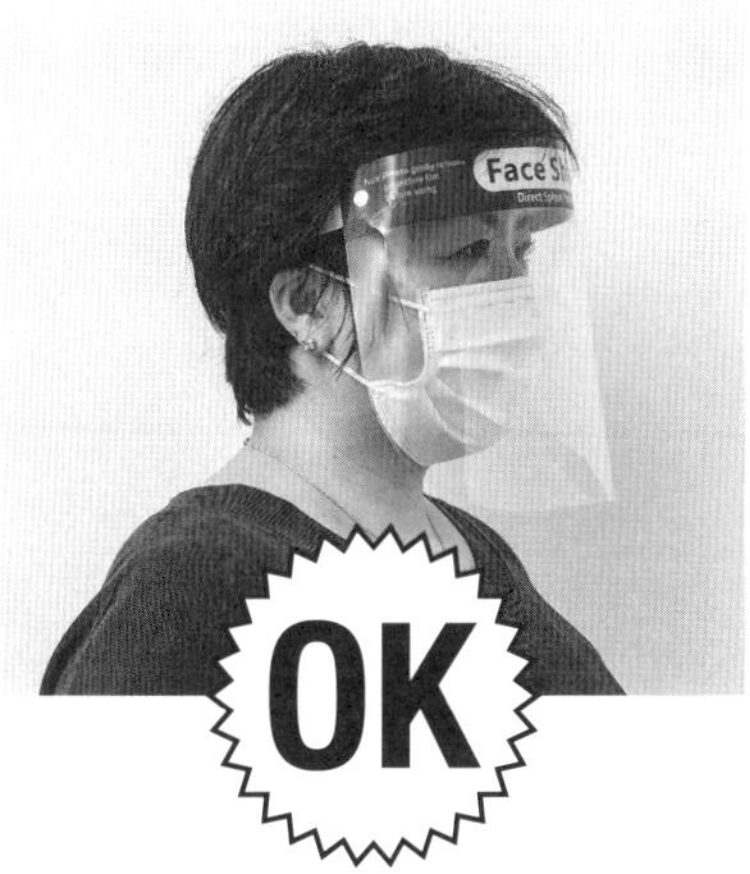

フェイスシールドには、使い捨てタイプと複数回使用できるものがあります。使い捨てタイプのフェイスシールドを何度も使おうとして**洗ったり、アルコール消毒をするのはやめましょう。**細かい傷がついて、そこにウイルスがくっつきやすくなります。よかれと思って使っているのに、ウイルスの温床になりかねません。

フェイスシールドには保護膜が張ってあり、使用前にはがしてから使います。「両面に張ってあるのに片面しかはがさない」も、よくある失敗。保護膜をはがさないと周囲が見えづらいので、ついずらしてしまいます。「暑いから」「息苦しいから」と**サンバイザーのようにずらすのはNG**です。隙間があくほど飛沫を浴びやすくなり、つける意味がなくなります。少々苦しくてもきちんと装着しましょう。

スポーツクラブやプールに行く場合

共有のものに触ったら手洗いか消毒を

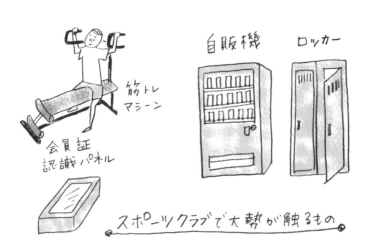

スポーツクラブには大勢が使うものがたくさんあります。ロッカー、シャワールーム、トレーニングマシン、ヨガマット、自販機など。**会員証を認識するためのタッチパネルも要注意。**不特定多数の人が触るものにふれた後は、手を洗うか手指消毒するまでは顔を触らないのが基本です。プールも更衣室や風呂、シャワーなど共有スペースを利用するため、油断は禁物。

余計なものに触らないため、運動が終わったら**風呂に入らず、すぐに帰るのがベター**です。マスクで隠せるので、すっぴんで帰っても大丈夫!

外でジョギングするときは、人と話しながら走るのでなければ、マスクなしでもかまいません。ちなみに私は、マスクなしランナーとすれ違うときは、息を止めて顔を背けるか、距離を取るようにしています。

どうしても密室にいなければならないとき、どう自衛する?

真正面に座るのは避け、「千鳥席」に

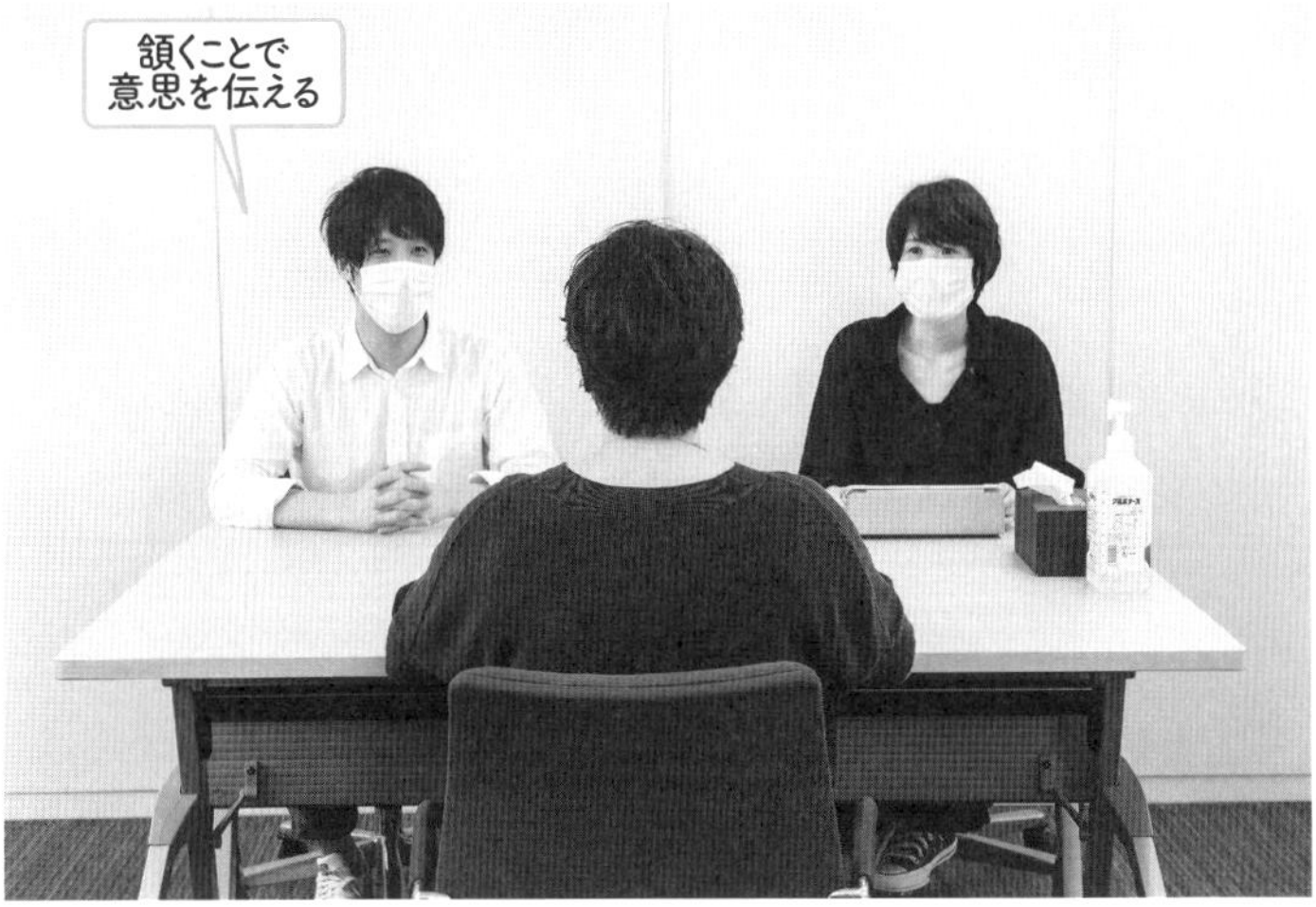

仕事などで三密が避けられないとき、私は「千鳥席」で座ります。これは、相手と正面にならないよう、ジグザグに座る感染対策。**ズレて座ることで、飛沫リスクを減らします。**打ち合わせ前には、せめて自分の目の前だけでもテーブルを消毒します。そしてテーブルにはむやみに触りません。

打ち合わせ中に相手の顔を見ないのは、もはや失礼ではありません。私はうつむき加減で聞きます。そのかわり、〝理解していますよ〟と伝えるため、大きく頷きます。**〝言葉は少なく、ボディランゲージは大きく〟**が基本です。

打ち合わせが長時間になる場合は、1時間に1回は席を外し、手洗いとうがいをします。戻ってきたら、テーブルをさりげなく消毒。こうして相手も自分も守っていく。これがコロナ禍での新ルールです。

周囲の人との温度差にどう対応する？

「自分が必要と思ったこと」を粛々と行う

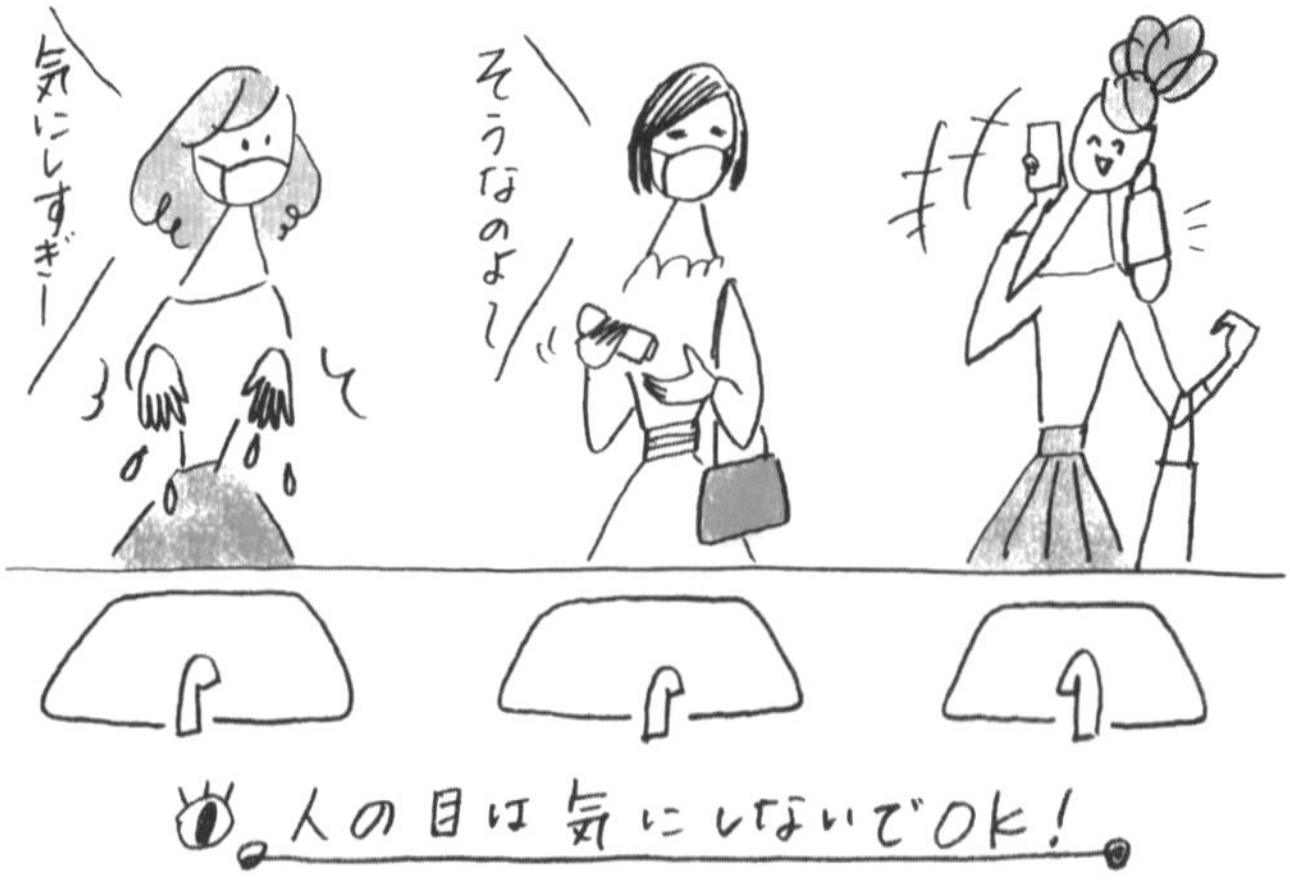
気にしすぎー
そうなのよ～
人の目は気にしないでOK！

「あの人は意識が低すぎる！」と、イライラすることはありませんか？　そういう人に遭遇したとき、私は**「その人なりにやっているんだな」**と思うようにしています。こうすることで、イライラはかなり減ります。

コロナに対する知識と温度差は、違って当たり前。大切なのは「自分がやると決めたことをする」というスタンスです。友達に「消毒液をいつも持ち歩くなんて大げさじゃない？」と言われても、自分が必要だと思ったら持ち歩く。「すごい気にしてるよね」と笑われたら、**「そうなのよ！」と、ニッコリと笑顔で返せば大丈夫！**

あまりにも感染リスクが高そうな友人知人とは無理に付き合わず、少し距離を置くことを検討してもいいかもしれません。大事なのは、〝自分で〟決めることです。

ウイルスはツルツル素材で長生きする！

どんな服を着るのかまで考える

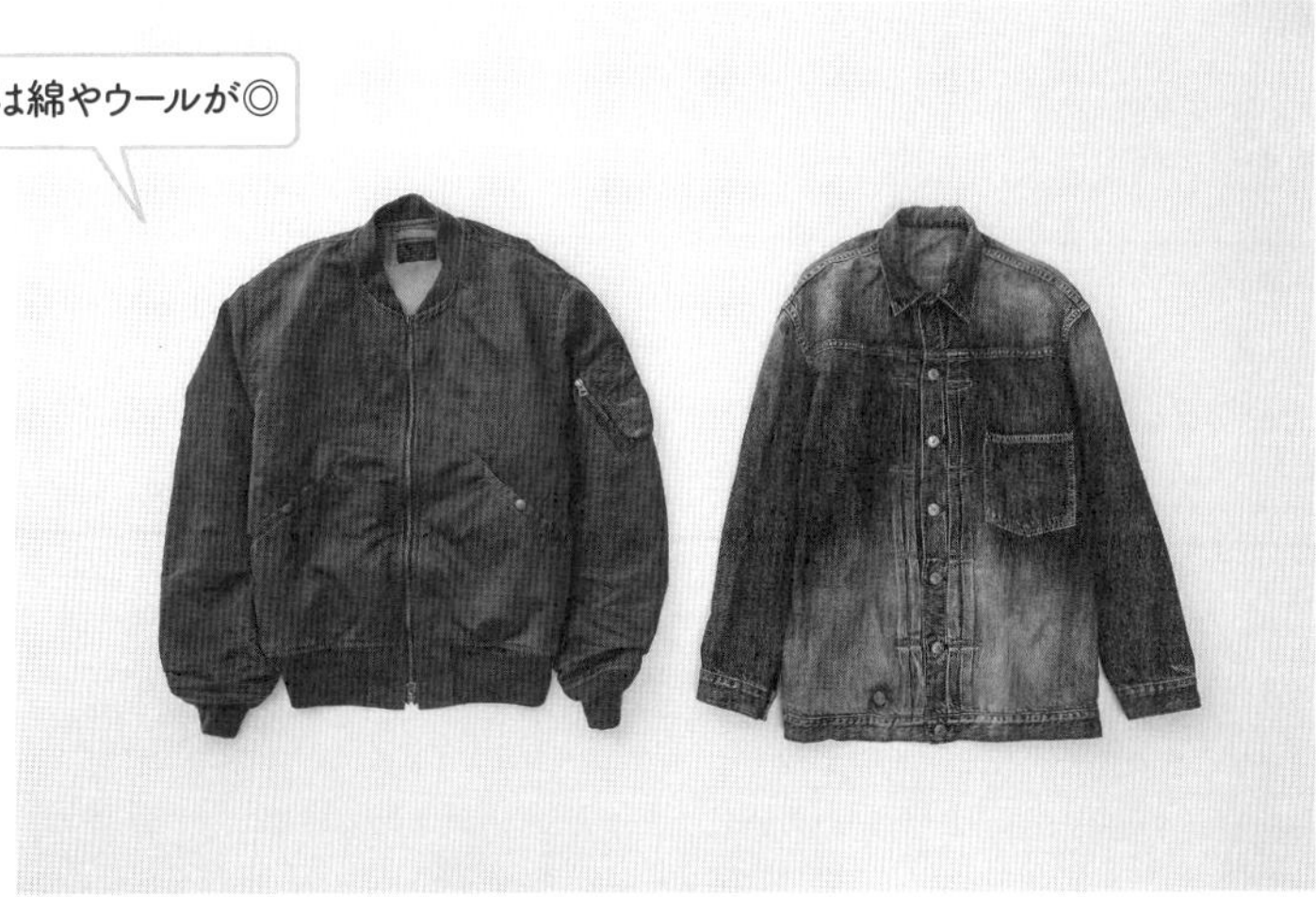

ウイルスを家の中に持ち込まないためには、常に羽織るものを用意し、玄関で脱ぐことが大切とお伝えしました（P24）。花粉症対策では「花粉がつきにくいツルツルした素材がいい」といわれるので、そのイメージからナイロン製の上着を選ぶ人が多いようです。でも実は、**ツルツルした素材のほうが、新型コロナウイルスが生き残りやすい**というデータがあります。

アメリカの研究チームの論文※によると、新型コロナウイルスは、段ボールの表面では最長24時間、プラスチックやステンレスの表面では最長2～3日ほど生存していたそうです。この結果から、**ツルツルした素材は避けたほうがいいと私は推測しています。**だから、上着にはナイロンではなく、綿や麻、ウールなどの素材を選ぶようにしているのです。

※米国立衛生研究所（NIH）、プリンストン大学、カリフォルニア大学ロサンゼルス校（UCLA）の研究チームが2020年3月に発表した査読前論文

Q．子供が手洗い・うがいをしてくれません

A．「なぜそれをするのか」理解すれば子供は自主的に動きます

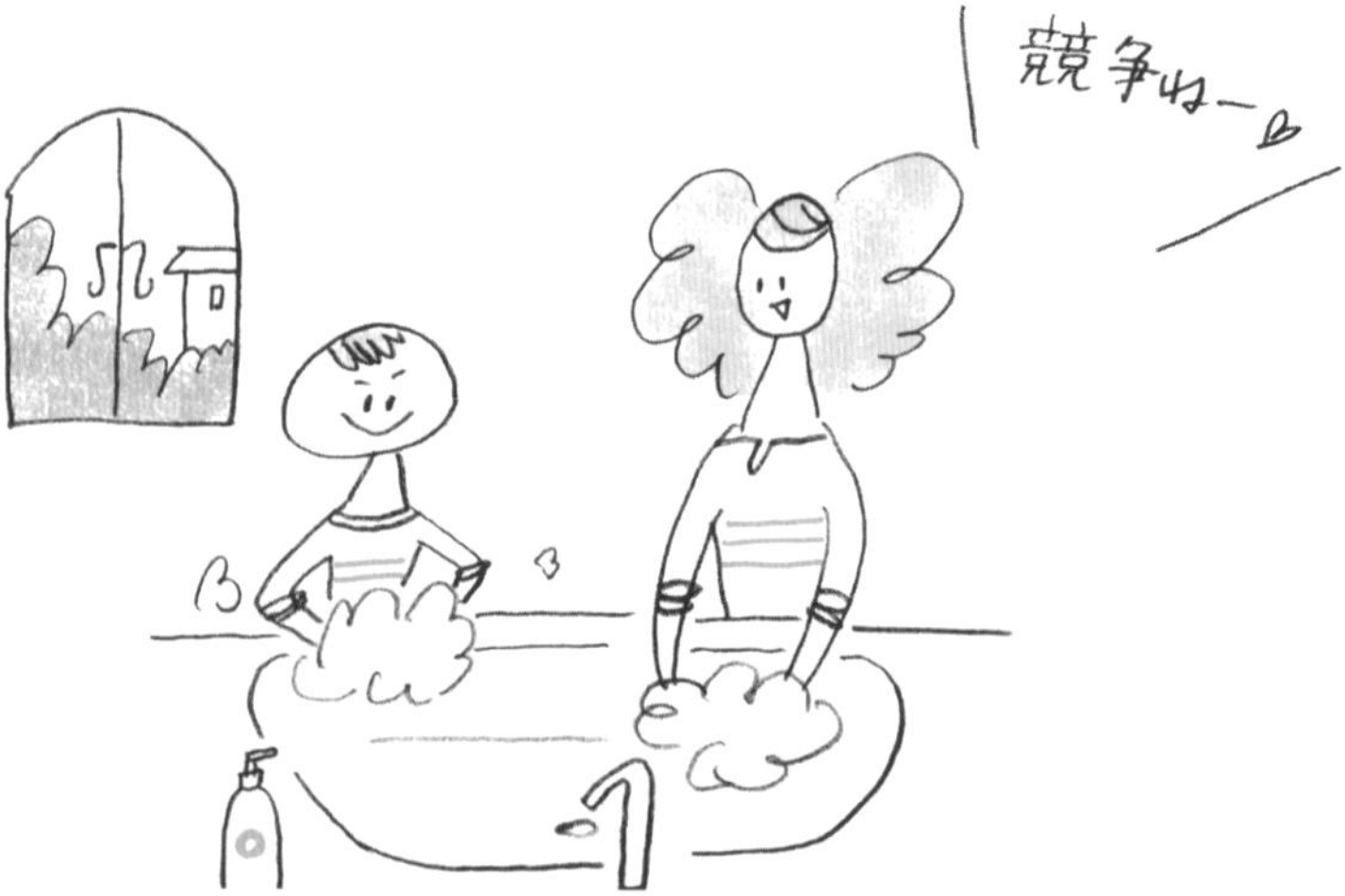

手洗い・うがいが必要な理由を、子供がわかるように説明していますか？　子供が手洗いやうがいをしてくれないのは、なぜ自分に必要なのかがピンときていないからです。**〝自分を守るために必要なんだ〟と理解すれば、自主的に手洗い・うがいをするようになります。**

おすすめは、一緒に考えること。「ウイルスが手についたまま顔に触ると、病気になっちゃうの。どうしたらいいと思う？」と問いかけてみてください。その答えが未熟なものでも、**一生懸命に考えたことを尊重しましょう。**　足りない部分は、ママがアドバイスすればいいのです。

「どっちがいっぱい石けんを泡立てられるか、競争しよう！」などと、義務ではなくゲームにしてしまうのも効果的です。

Q.子供がマスクをつけたがりません

A.マスクを気に入るように カスタマイズして

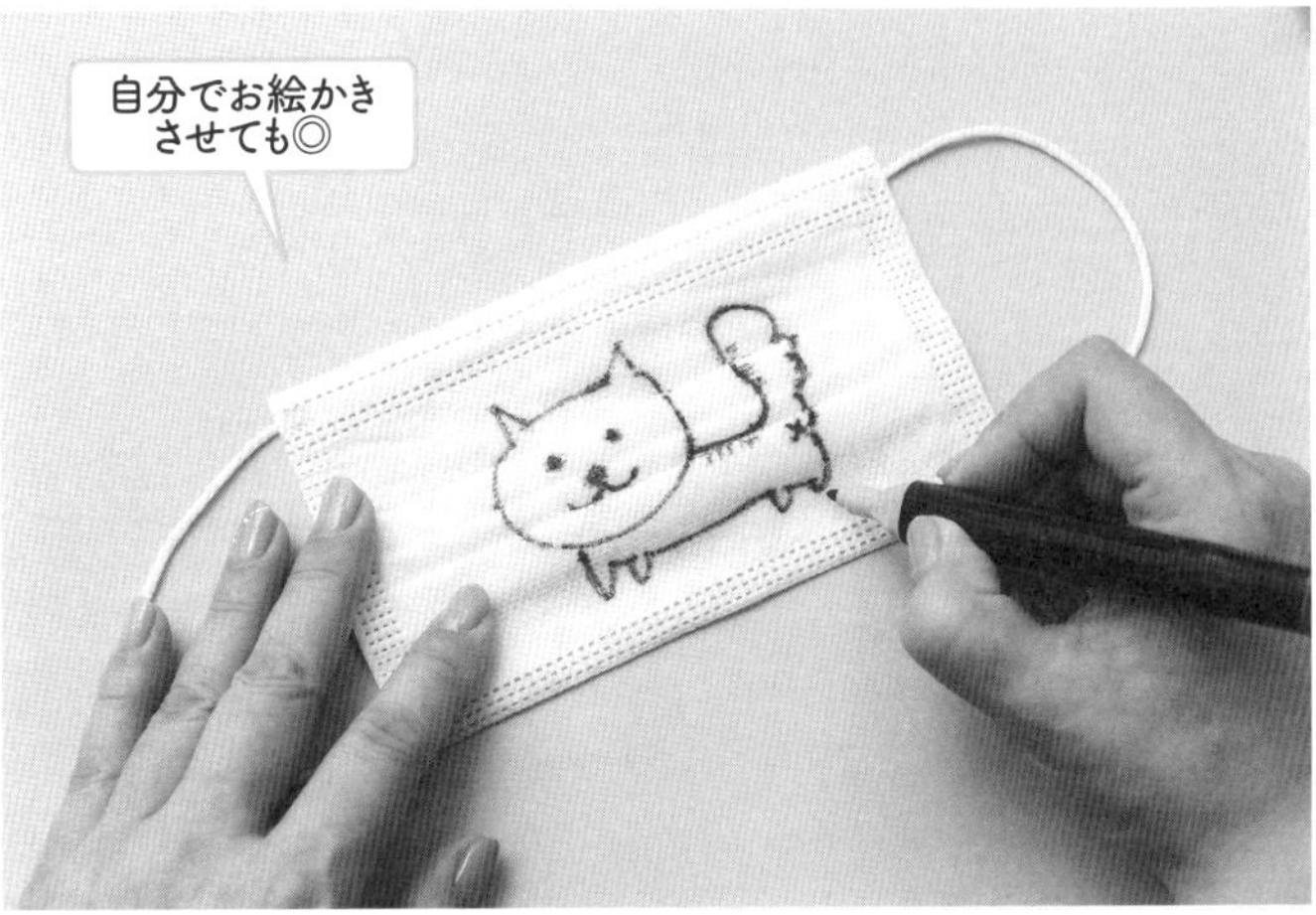

厚生労働省の見解では「5歳以下の子供はマスクをつけなくてもいい」とされています。基礎疾患がない子供の重症化率は低く、5歳以下は「余計に顔を触ってしまうので、感染リスクが高まる」「熱中症になりやすい」などの、マスクによるデメリットが上回ると考えられているのです。

5歳以上の子には、マスクの意味を教えましょう。「ほかの人をコロナから守るためにつけるんだよ」と伝えてください。納得すれば、自分からつけるようになります。

好きな動物やキャラクターをマスクに描くのもおすすめ。**女の子ならプリンセス、男の子は戦隊ヒーローなどのシールを貼るのも◎。**「○○（キャラの名前）だったら、みんなを守るためにマスクをすると思うよ」と伝えると、ノリノリでつけてくれますよ。

Q．子供が幼稚園や学校に行くのを怖がります

A．「対策をすれば大丈夫」と子供にわかる言葉で伝えて

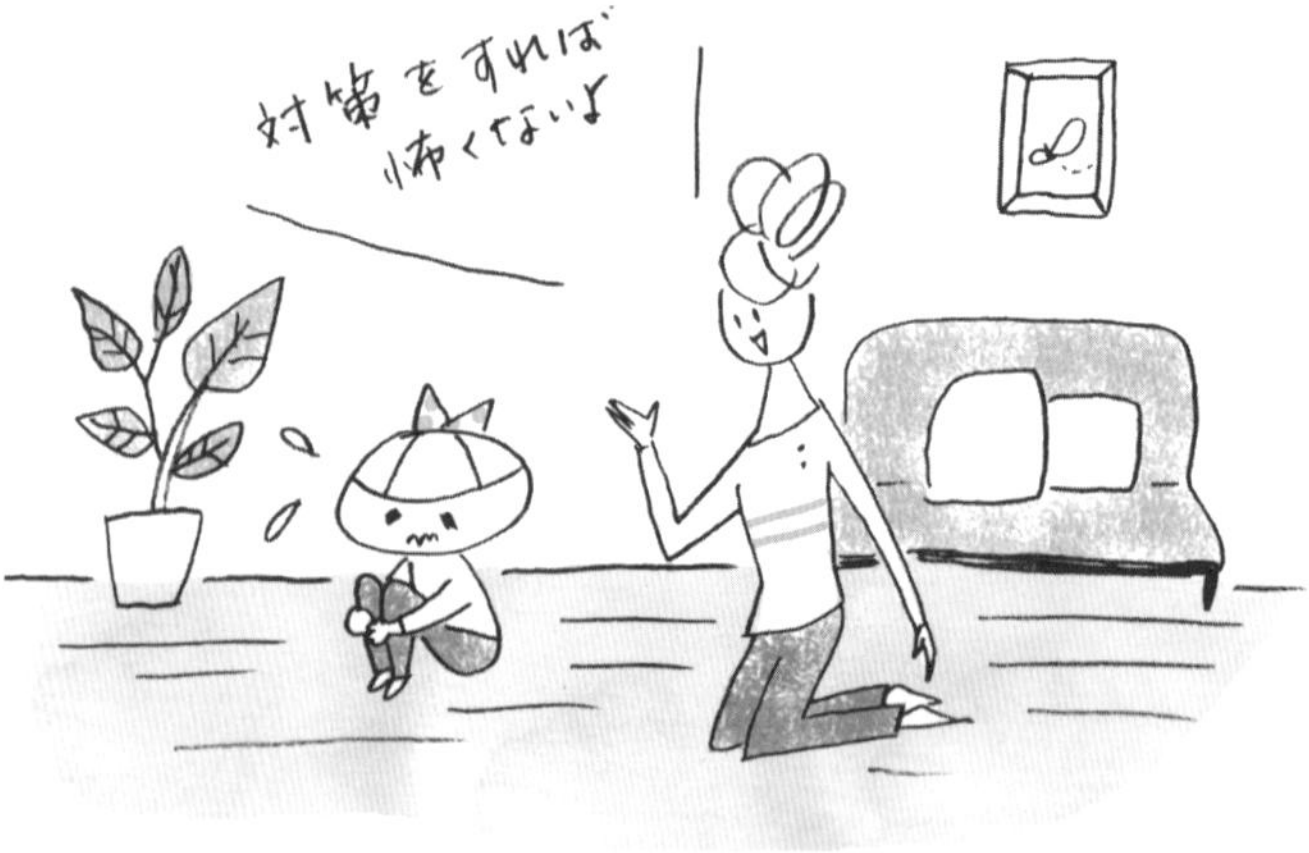

①幼稚園や学校は、子供が安全に通うために消毒などをしていること。
②幼稚園や学校に入っただけではうつらないこと。
③自分を守るために、みんなが触るものにふれたら手を洗うこと。
④マスクはなるべく外さない、汚れた手で顔を触らないこと。

この４つを子供にわかる言葉で説明しましょう。人が集まる場所では、③と④をすれば自分を守れると伝えます。子供はわかっていなくても、「わかった」と言うことがよくあります。繰り返し何度も言うことが大事。「何が怖い？」などと確認してください。

ママの不安が子供に伝わっているケースもあります。不安は〝理解不足〟〝準備不足〟からくるものです。本書をよく読んで、コロナへの理解を深め、子供と一緒に対策しましょう。

Q．老親が外出をやめません！

A．出かけたい本当の理由を探ってみて

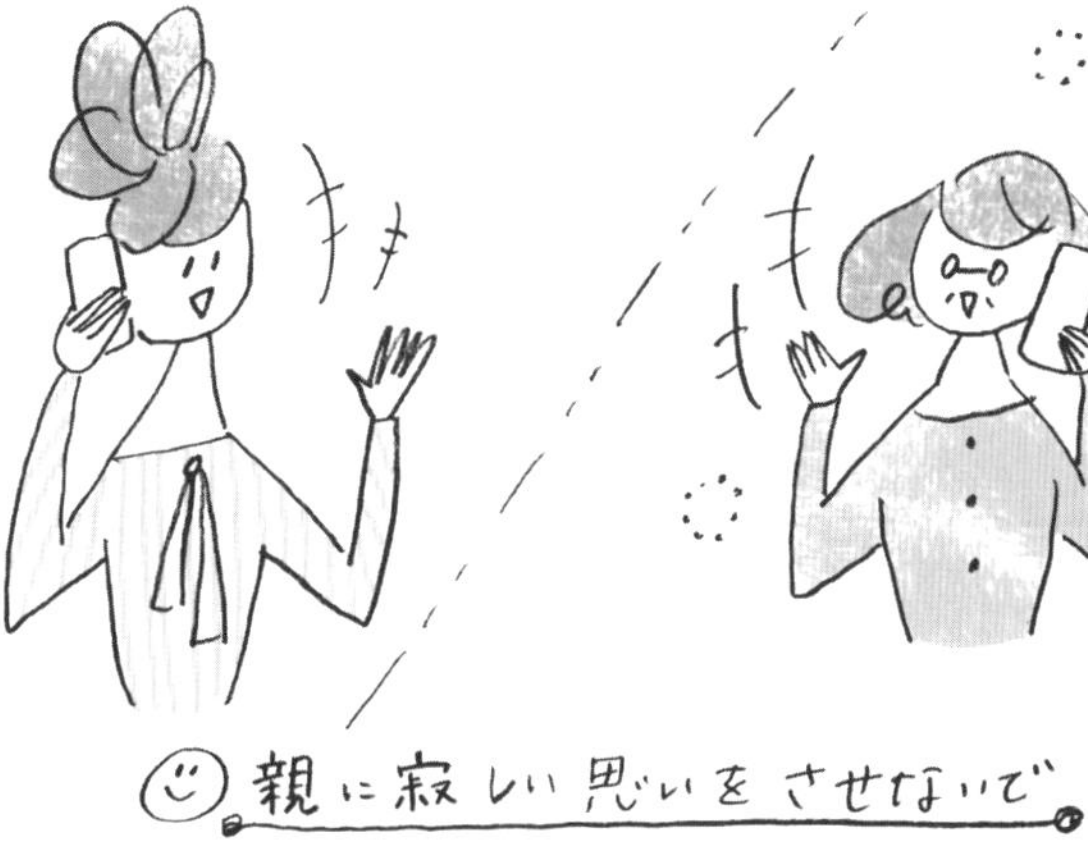

「親に、〝カラオケやスポーツクラブに行くのをやめて〟と言っても聞いてくれない」など、コロナに対する温度差で悩むケースも多いようです。「高齢者は重症化しやすいのに！」とガミガミ言ってもこじれるばかり。

まずは、**親の〝行きたい気持ち〟を受け止めましょう。**自粛生活以降、寂しさと疎外感を募らせる高齢者はとても多いです。サロン化していた病院に行けない、孫とも会えない、ＳＮＳも使えない。だから**居場所を求めてカラオケやスポーツクラブに行きたがる**そうです。マメに連絡を入れて、たわいない話をする時間を定期的に取ってみてください。「コロナが不安なの。どうしたらいい？」などと相談するのも効果的。親が自己肯定感を得られれば、むやみに「外出したい」と言わなくなるようですよ。

Q. 家族との温度差をどう埋める?

A. 少しでも対策をしたら〝家族を守るヒーロー〟

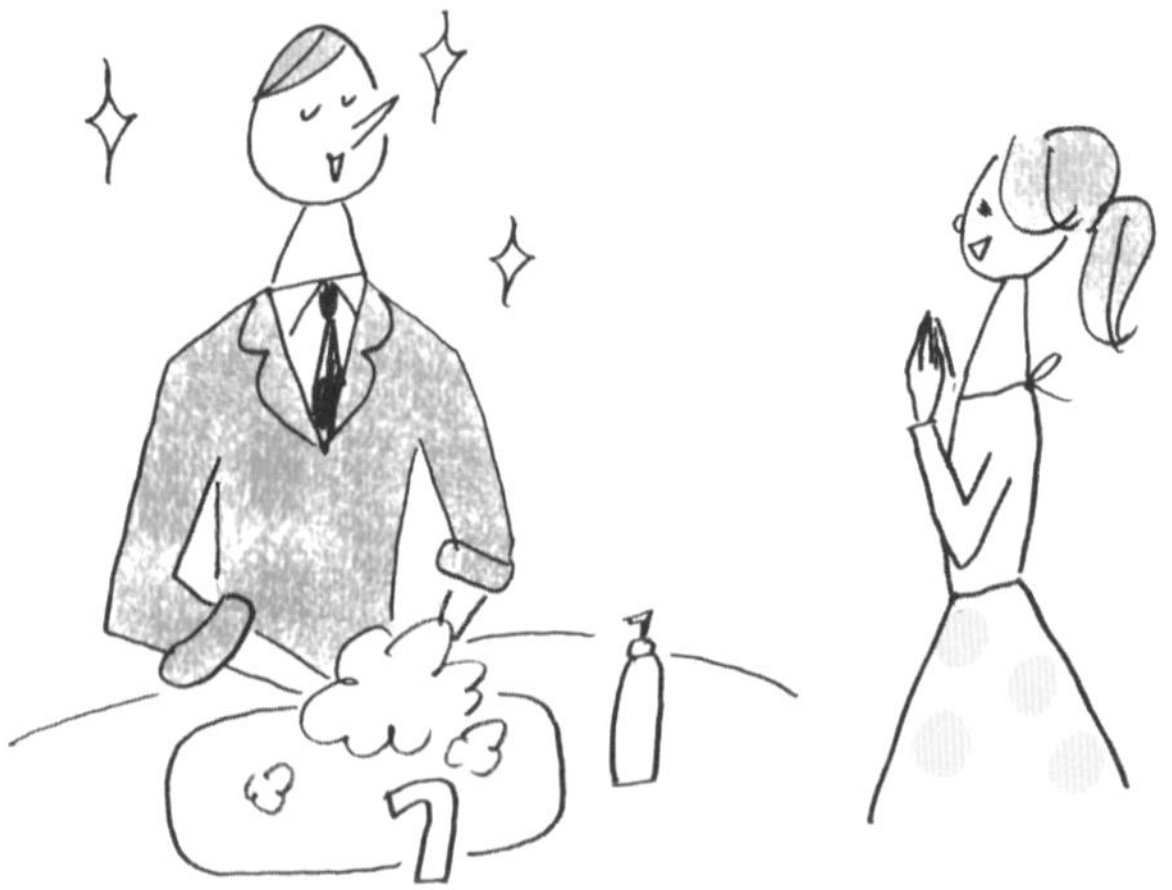

自分は一生懸命に対策をしているのに、あまりにも無頓着な家族がいるとイライラするし、ガッカリもします。つい「きちんと手を洗ったの?」と咎めたくなりますが、口うるさく言うのは逆効果。「〝感染源扱い〟された」と、言われた側の心は傷つき、ますます非協力的になってしまいます。

まずは〝できていないこと〟をあげつらうのではなく、**〝できていること〟にフォーカスしましょう。**多少、雑な手洗いでも、洗わないよりはベターと考えて。「いつもありがとう。あなたが手を洗うから安心できる」と褒めることから始めてみましょう。気をよくして、感染対策に協力的になるかもしれません。**「あれをやって」と上から指示するのではなく、相談したり頼る**ことで、「俺が家族を守らなきゃ!」というヒーロースイッチが入ります。

Q. 感染したらペットのお世話が心配です

A. 信頼できるホテルやシッターを探しておく

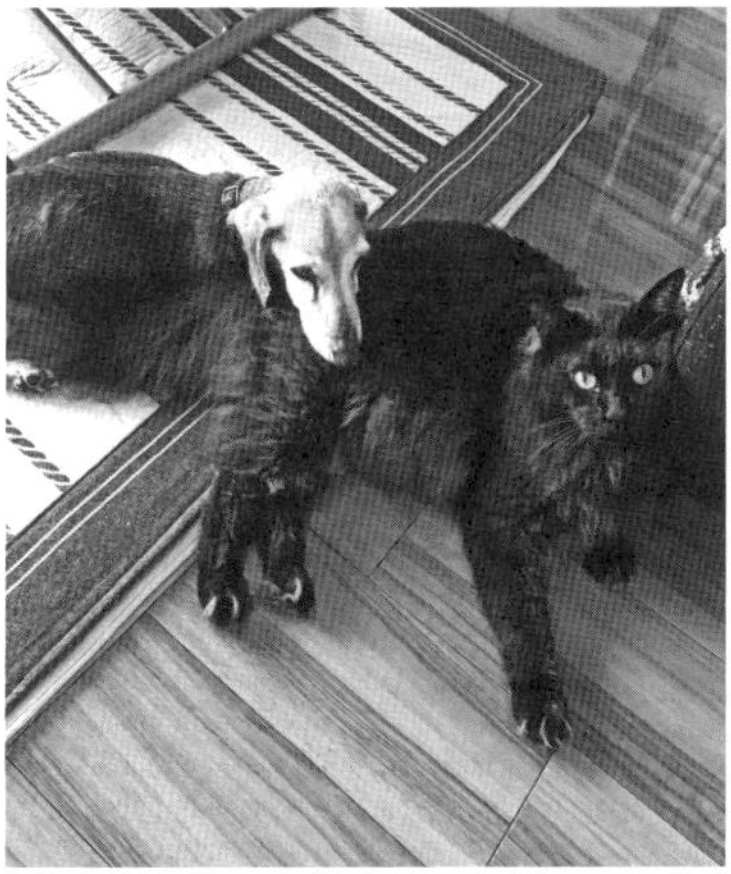

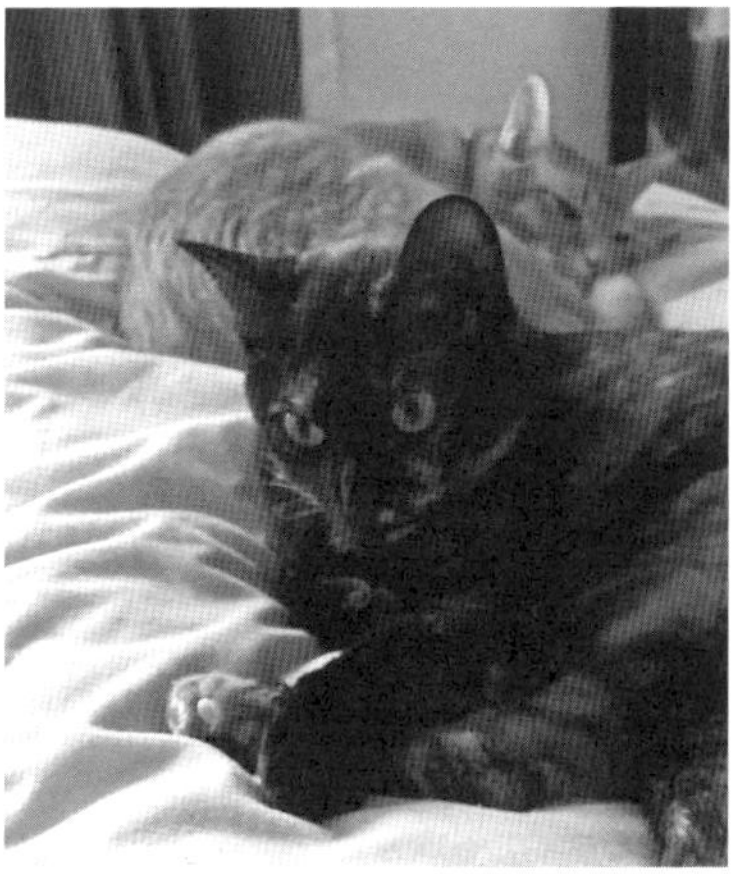

新型コロナに感染したら、ペットのお世話をどうしよう――。そんな不安を抱えている人も少なくありません。私も猫と暮らしていますが、新型コロナはもちろん、災害に備えていくつかの選択肢を用意しています。

コロナ禍では、友人や家族を頼るよりも、完全防備で対策をしている**ペットホテルやシッターの利用が現実的。**万が一、友人に感染させたらトラブルに発展しかねません。親が高齢者の場合は重症化のリスクが高くなります。

信頼できるホテルやシッターを今のうちに探しておくのが〝責務〟だと思います。私はネットで検索して、HPや利用者のレビューをチェック。さらに実際に利用し、信頼できるところをいくつか押さえています。感染者が増えて利用が殺到する可能性も踏まえ、選択肢を複数用意しているのです。

(自分が・家族が)感染したかも?と思ったら

あなたの休む勇気が周囲を守ります

「感染したかも?」と思ったら、1〜4の順に行動を

1	**「体がだるい、咳が出る、息苦しい」に2つ以上当てはまる・37℃以上の熱があるときは、仕事や学校を休む。**
2	**かかりつけ医に電話して指示を仰ぐ(いきなり病院に行かない)。**
3	**かかりつけ医がない場合、保健所に電話。**
4	**保健所から自宅待機を指示された場合、3日間様子を見て、症状が変わらない・悪化した場合は保健所に再度連絡。**

「体がだるい」「咳が出る」「息苦しい」といった自覚症状のうち、2つ以上が当てはまるとき、「37℃以上の熱があるとき」は、**仕事や学校を休む勇気を持ってください。**

そして、すぐにかかりつけ医に電話をかけ、指示を仰ぎましょう。かかりつけがない場合は保健所に相談します。「様子を見て、症状が悪化したら再度連絡してください」と言われるかもしれません。その場合、次に連絡するときにスムーズに相談できるよう、**担当の保健師さんの名前を聞いておく**ことをおすすめします。

濃厚接触者になったかもしれない場合も同様に、かかりつけ医か保健所にすぐに連絡し指示を仰ぎます。

ネットでむやみに症状を検索するのは、不安に陥るだけ。とにかく〝休む・相談する〟です!

感染者と生活区域を分ける

マスキングテープで分けるのがおすすめ

マステを境に感染者と
非感染者の使用エリアを分ける

気分が上がる
柄を選んで

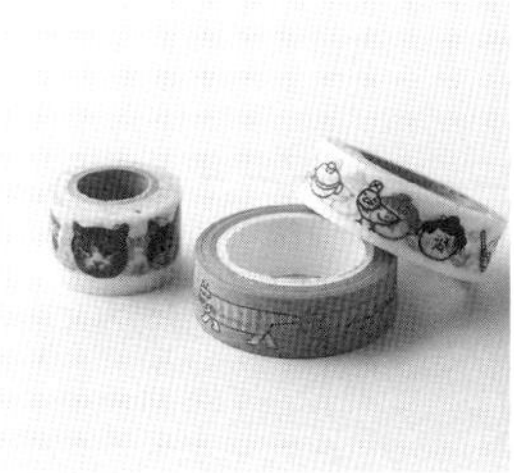

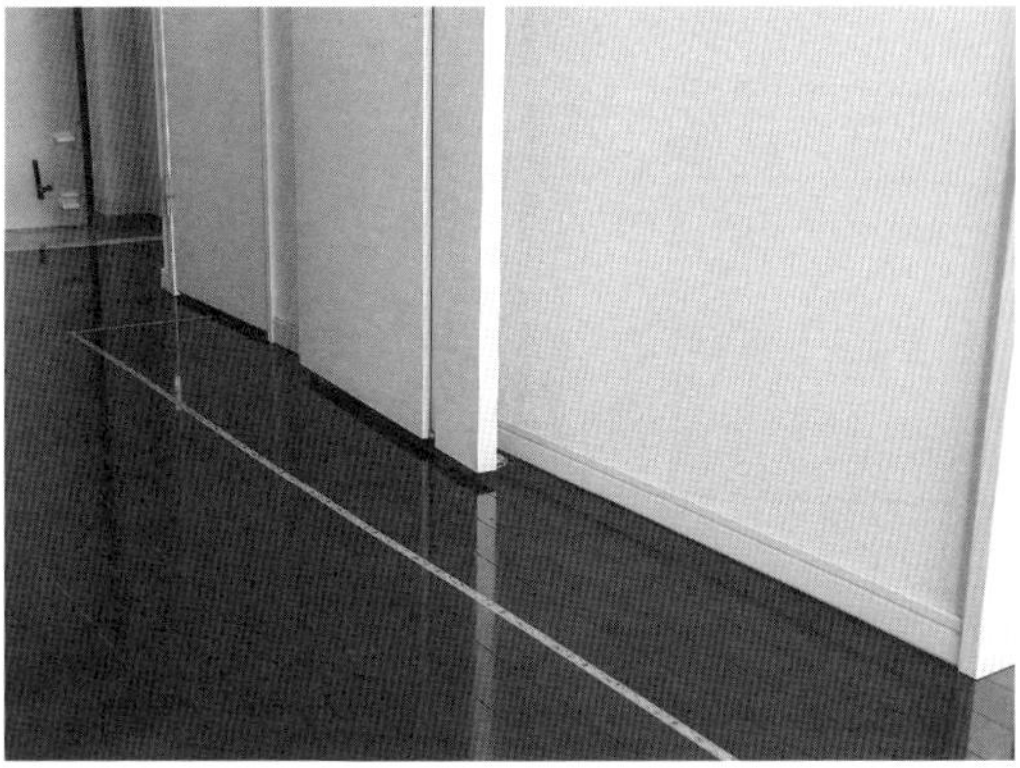

自分（または家族）が感染した可能性がある場合は、換気を徹底し、生活区域を分けます。ここで使うのは、なんとマスキングテープ（マステ）。マステを境にして、感染者と非感染者が使う場所の区分けをはっきりさせるのです。**感染者が使うエリアは、特に念入りに消毒**します。

ガムテープや養生テープでも区切ることはできます。でも、味気ないので、私はマステをすすめます。マステは見た目がかわいく、剥がしやすいのがメリット。なにより、感染した人が〝家族から排除されている〟と落ち込まないための配慮です。**〝体は隔離するけど、心はそばにいるんだよ〟**ということを、言葉と態度で伝えてください。そのシンボルがマステです。家族みんなでマステを選ぶと、絆を感じられると思いますよ。

トイレ・風呂・洗面所を消毒する

まず感染者自身が消毒し、家族が仕上げる

トイレ消毒の重要ポイント

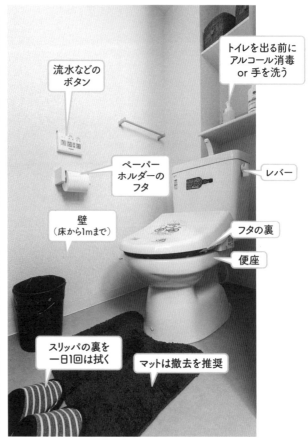

家庭内に感染者がいるとき、要注意なのがトイレ。新型コロナウイルスは大便からも確認されています。**感染者は必ずフタをして流すこと。**これで、ウイルスが床や壁に飛び散るリスクが減ります。そして、右写真のポイントを、できる人が念入りに消毒して。

浴室や洗面所も、感染者使用後は、本人がアルコール消毒液や台所用漂白剤（次亜塩素酸ナトリウム水溶液）などで消毒。そのうえで、非感染者の家族が仕上げに消毒します。**看病している側が一手に引き受けると疲れ果てる**ので、協力して行いましょう。

感染者の食器はすべて台所用漂白剤につける

使い捨ては味気ないのでお気に入りの食器を

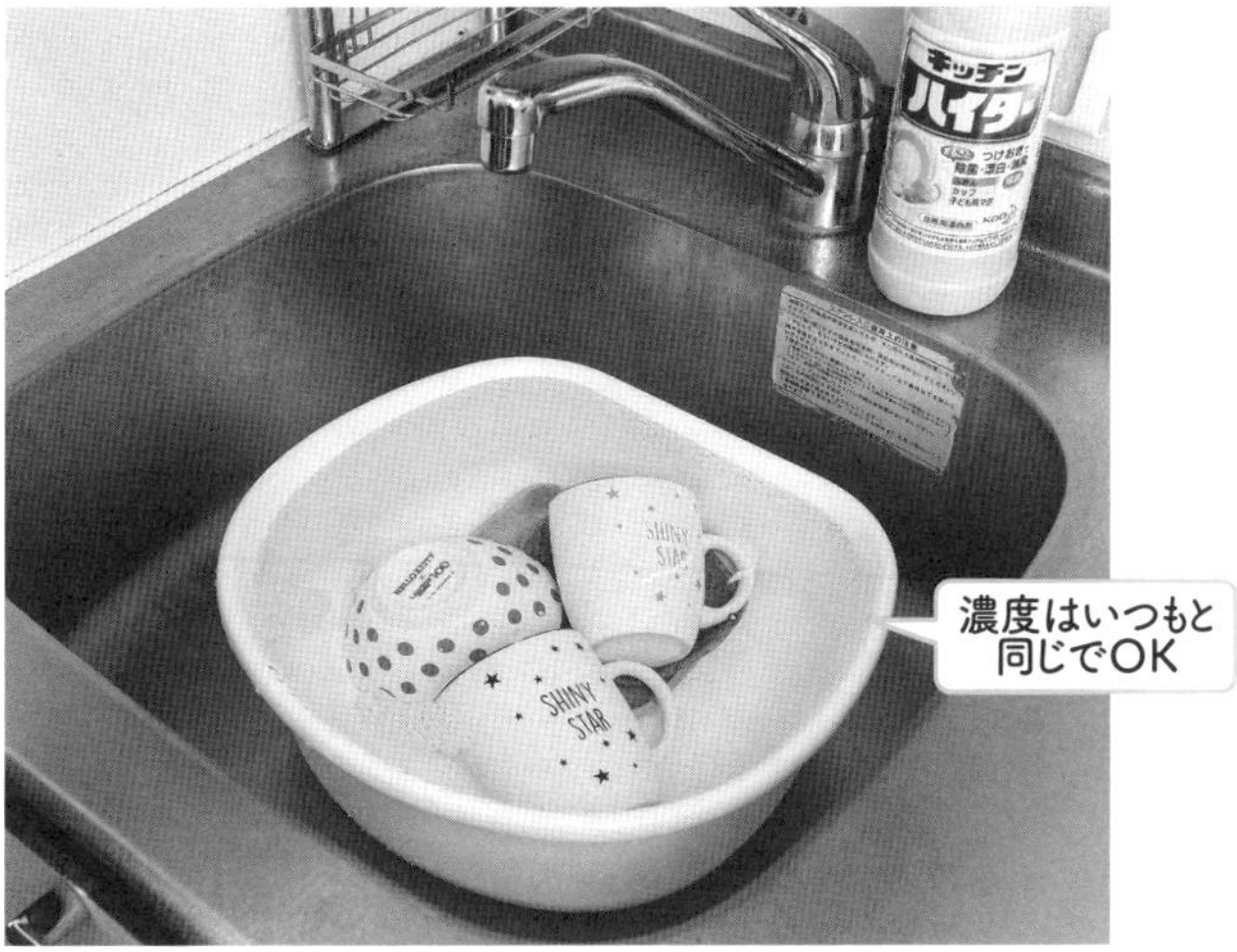
キッチンハイター
濃度はいつもと同じでOK

「感染した家族の食器は、使い捨てにすべき?」との質問がありました。私は、「すべき」とは思いません。闘病が長期にわたるケースを考えると、**使い捨てはお金がかかるし、ゴミが増えるなどのデメリット**もあります。何より、感染した家族の気持ちを落ち込ませてしまいます。そこで私が提案するのは、〝お気に入りの食器を使ってもらい、消毒する〟です。

消毒の仕方は簡単。適量の台所用漂白剤を入れた水に食器をつけるだけ。要は、普段と同じやり方です。漂白剤を特別に濃くする必要はありません。**濃くしても効果は変わらない**し、短時間で済むわけでもありません。食洗機ユーザーも、念のため、先に消毒すると安心です。

なお、食事の受け渡しにも要注意。対面を避け、置き配方式にしましょう。

濃厚接触者って何? なるとどうなるの?

目安は「1m以内で15分以上の会話」

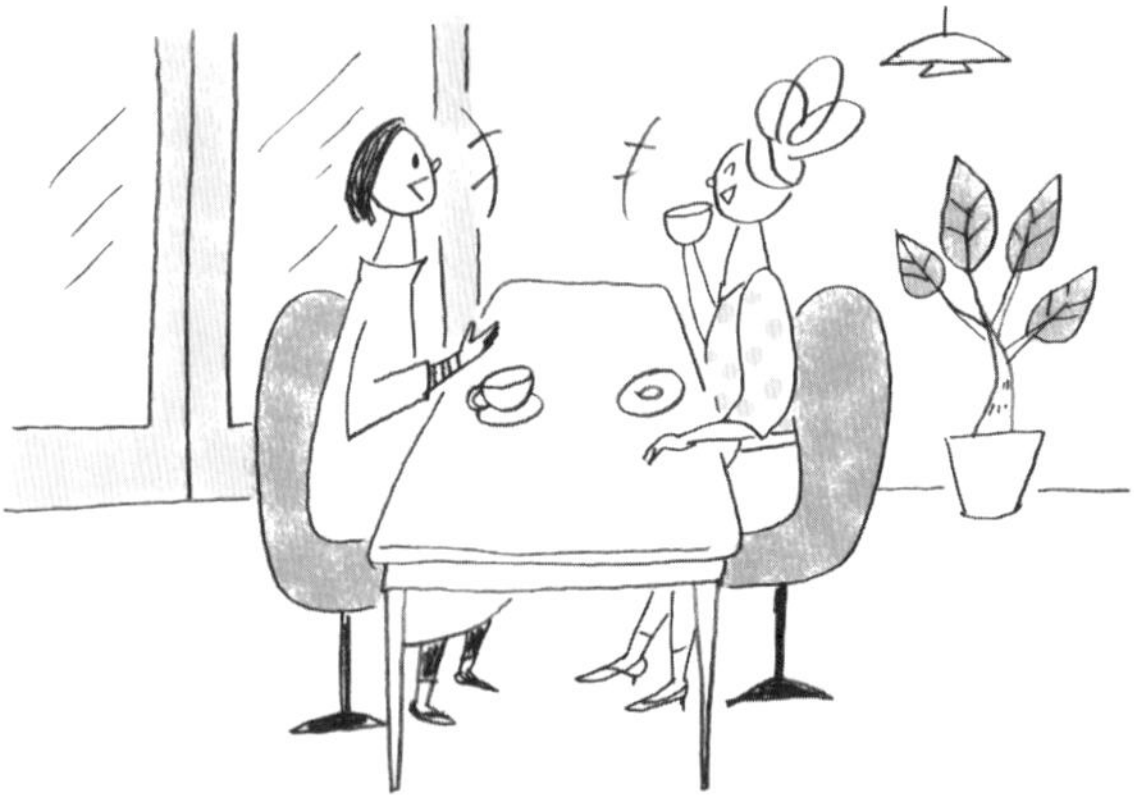

“カフェでおしゃべり”も濃厚接触になり得る

「距離の近さ」と「時間の長さ」が、濃厚接触者かどうかの判断基準です。

必要な感染予防策を取らずに、新型コロナウイルス感染者に手でふれる、対面で互いに手を伸ばしたら届く距離（1m以内）で15分以上接触があった場合に、濃厚接触者と考えられます。**“カフェでおしゃべり程度”でも、条件が揃えば濃厚接触にあたります。**

感染可能期間（発症2日前から隔離開始日まで）に感染者と接触した人を保健所が調査・判断します。そして、濃厚接触者には自主隔離が要請されます。

家族が感染すると、自分も濃厚接触者です。感染者が自宅療養する場合は、うつる恐怖を抱きつつ看病することになります。でも、感染者を責めないで。**どれだけ対策していても、かかるときにはかかります。**大事なのは隔離・消毒をコツコツ丁寧にやることです。

二転三転する情報に振り回されない

たとえ専門家の意見でも、すぐに飛びつかない！

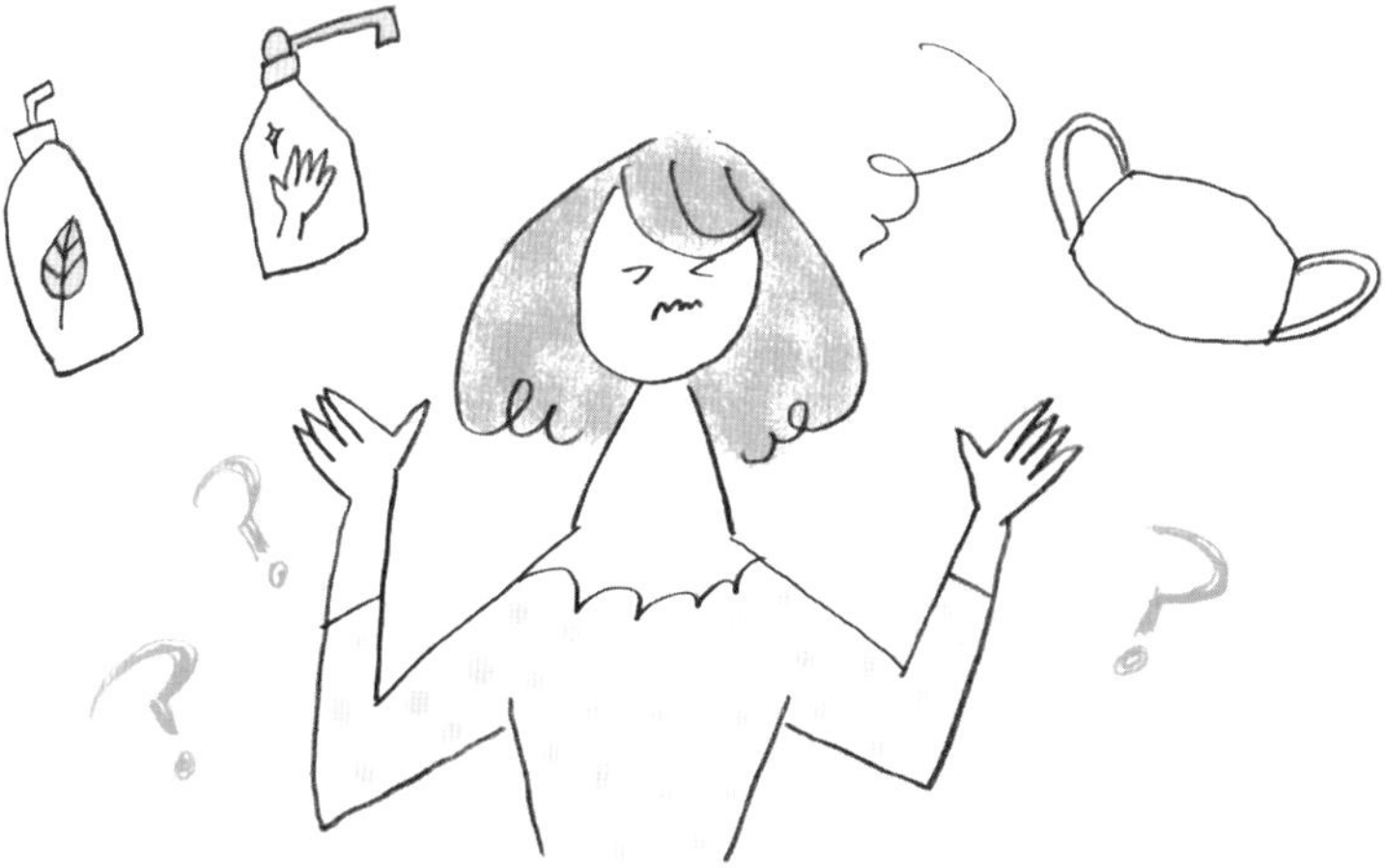

コロナに関する新しい情報に、衝動的に飛びつくのはやめましょう。

以前は次亜塩素酸水には「効果がない」とされていました。しかし、今は「一定の条件を満たせば効果がある」に変わっています。こうしたことは今後も起こるでしょう。**初めてのウイルスだから、情報も二転三転して当然。**受け入れる柔軟性を持ちましょう。

私は、新しい情報が出たら、すぐ鵜呑みにせず、しばらく様子を見ます。専門家の意見でも、一人が言っているだけでは信用しません。**三人以上の見解が一致したものを、納得するまで自分で調べます。**このようにして、情報を取捨選択します。

コロナ時代を生き抜くことができるのは、自分で選び、決断できる人。他人の意見に流されて、後から文句を言う人はウイルスに勝てません。

コロナ時代は“オモロク”生きよう

「ないもの探し」より「今あるもの」を楽しむ

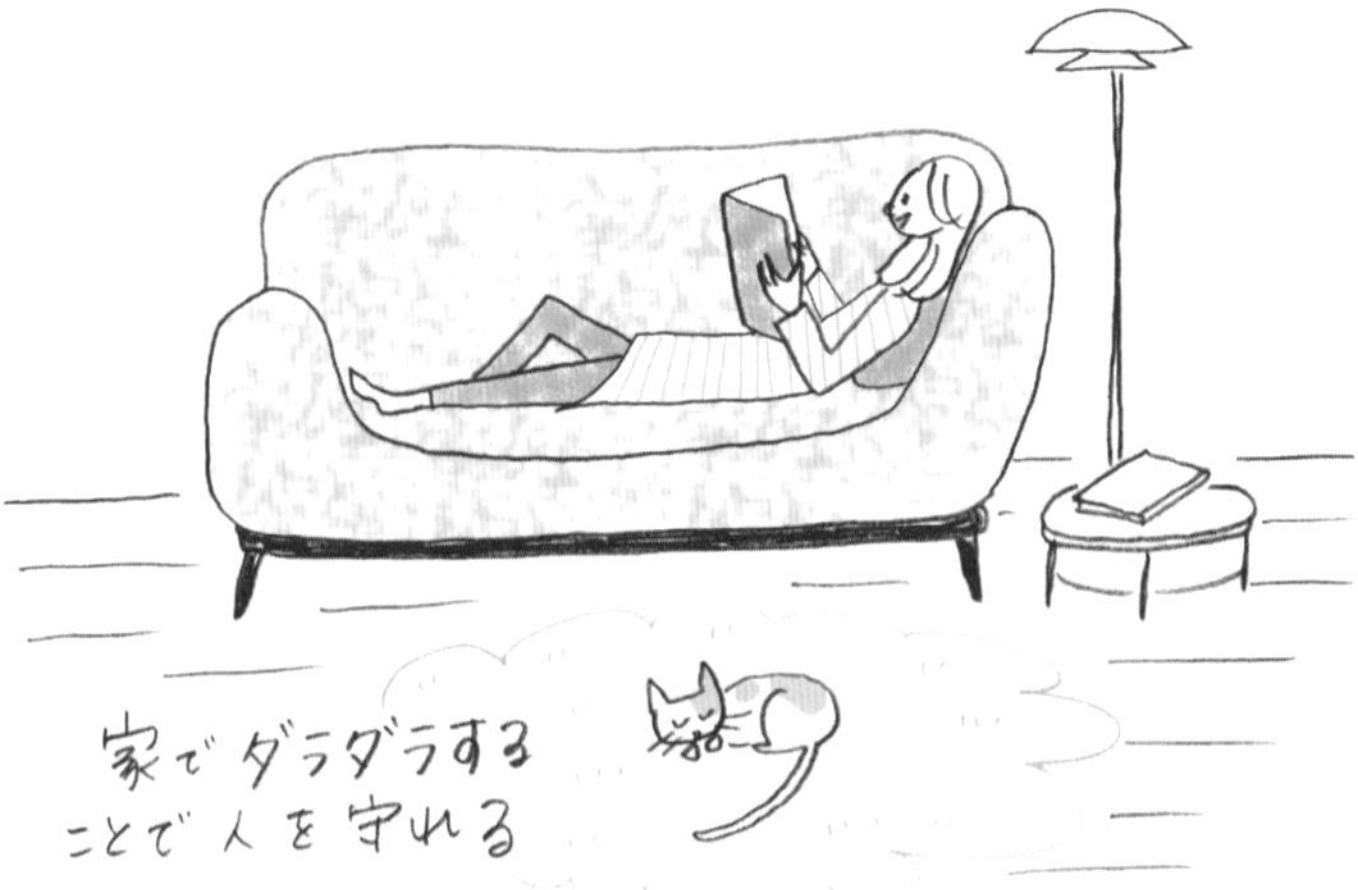

新型コロナウイルスに感染しても、無症状や軽症の人がいます。そういう人は「免疫力」が高いのです。そして、ポジティブな人は免疫力の高いことがわかっています。

「コロナでいろんなことを我慢させられている」と考えると、免疫力は下がります。**私は外出自粛を、人を守ることができる「家でダラダラ好きなことをして、人を守ることができるミッション」と考えています。**

「外出できない」ではなく「外出しない」のです。何もせず終わった一日にも、意味はある！　家にいることで、自分や大切な人を守ったのだから。

過度なダイエットは免疫力を下げます。**多少太っても気にしないおおらかさが、今は必要です。**

「今あること」に目を向ける。笑う、よく食べ、よく寝る。〝オモロク〟生きるのが免疫力を上げる秘訣です。

Part 2

コロナ×災害を生き抜く！

『備えと行動』マニュアル

水害で何が起きるのか？

家が流されなくても、浸水したら住めなくなる

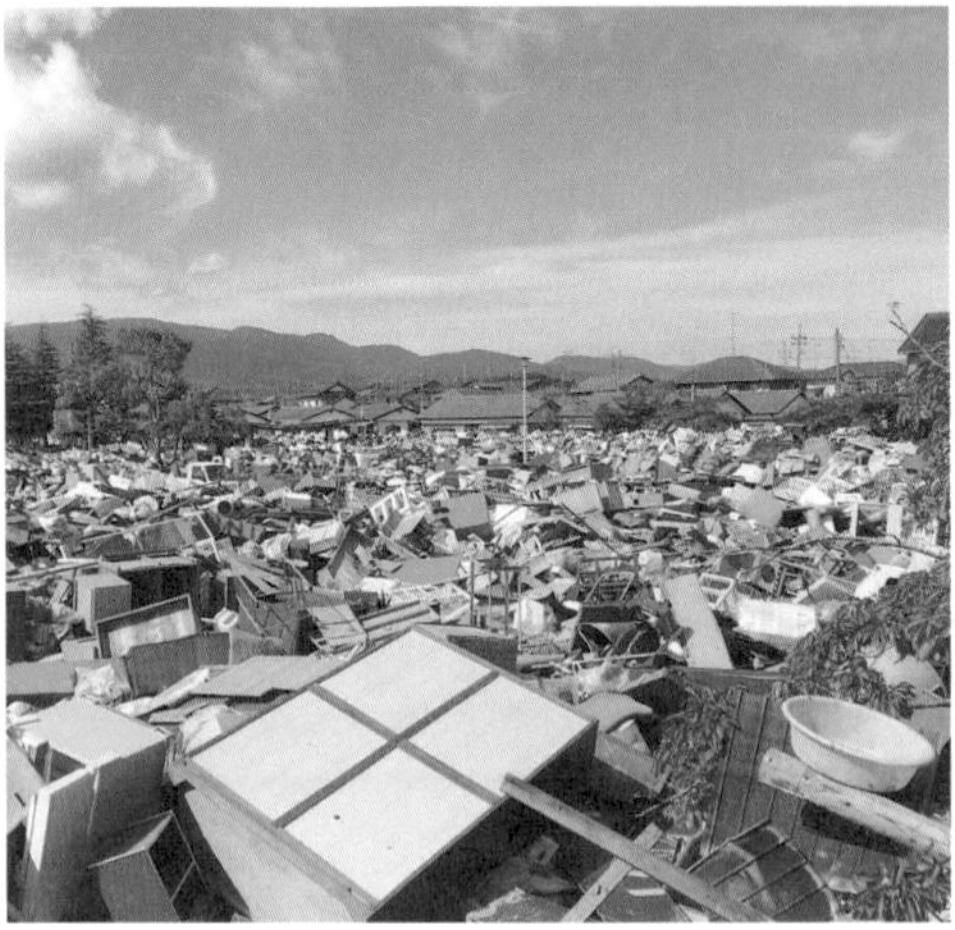
流された家々ががれきと化した様子。

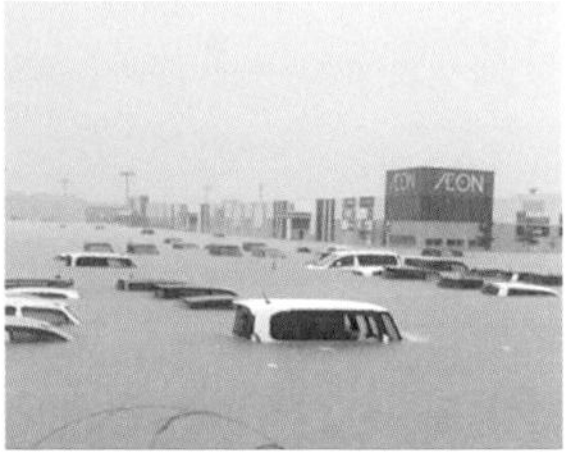
水の勢いは予想以上に強く、あっという間に冠水します。

コロナ禍でも台風や大雨は容赦しません。水害＋コロナの複合災害を乗り越えるには「備え」が必要です。

最も怖いのは「流されて死ぬこと」ですが、**家が浸水した後の悲惨さは、意外と知られていません。**

浸水してくるのは「震災汚水」。糞尿やゴミ、虫など、ありとあらゆる汚いものが混じった水です。家が流されなくても、床上浸水したら、とてもじゃないけど住めません。家具や家電もダメになる。家財道具だけでなく、**家を捨てる選択をする人も多い**のです。

冠水エリアに住んでいるなら、天気予報をまめにチェック。水害が起きると予測したら、いつどこに逃げるかを決める、家電や大事なものはなるべく高い場所に避難させる。そして、あらかじめ水害保険に入っておくなどの備えが、あなたの命と財産を守ります。

家が冠水すると家じゅうが汚水まみれに。悪臭で住めなくなります

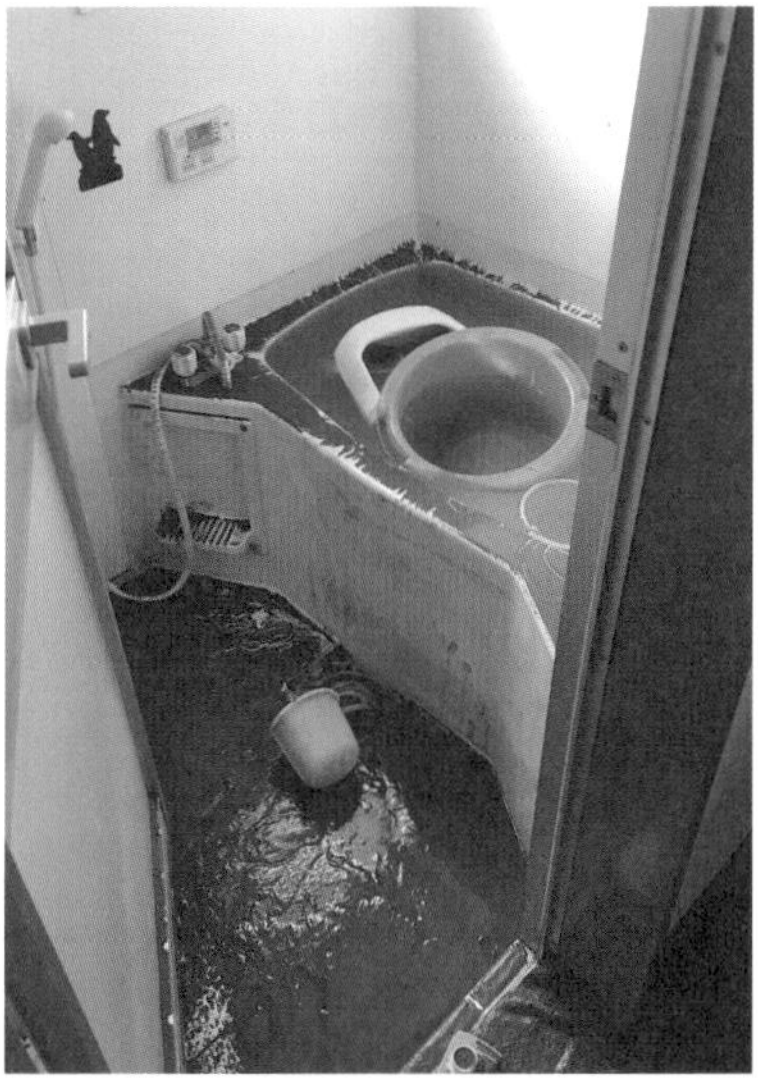

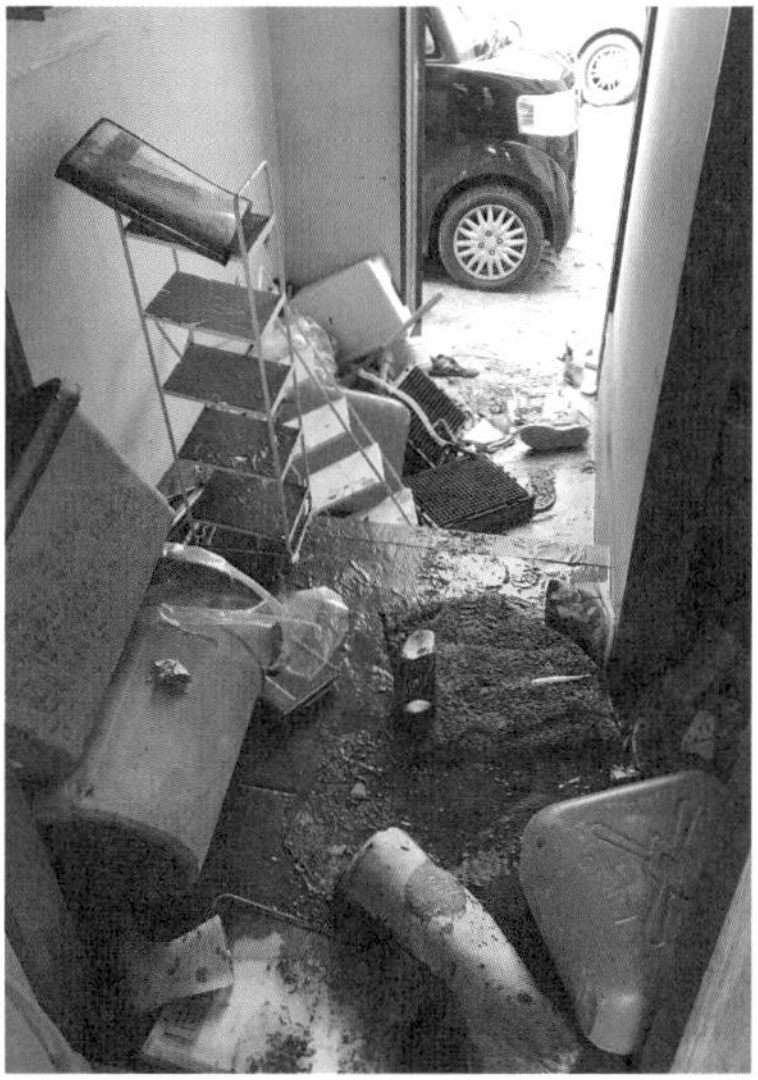

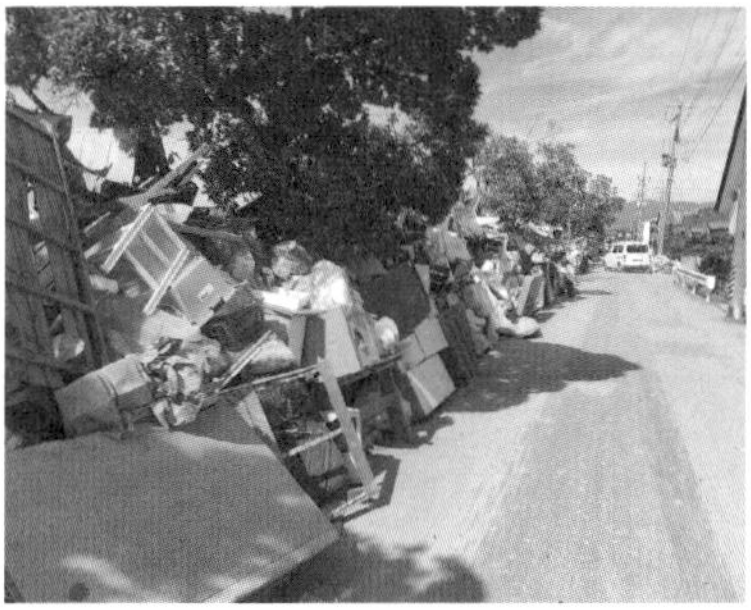

床上浸水して使い物にならなくなった家具や家電が大量に廃棄されています。

上は、台風被害で浸水した家の写真です。住人によると、**真っ茶色な水がみるみるうちに襲ってきた**といいます。戸惑っている間に、家財道具が汚水にプカプカと浮き、高いところに避難させる猶予もなかったそうです。

この方は、財布と携帯をつかみ、**子供とペットを体にくくりつけ、屋根の上に避難するのが精いっぱい**でした。それ以外の財産は、すべてがれきと化したそうです。

その後も大変でした。町は震災ゴミで溢れ、至るところにカビが生え、悪臭は日に日にひどくなったそうです。

〝ちゃんと準備しておけばよかった〟というこの方の言葉がすべてを物語っています。

地震で何が起きるのか?

ものが倒れる、移動する、落ちる、飛ぶ。これらを避けるための備えが大切

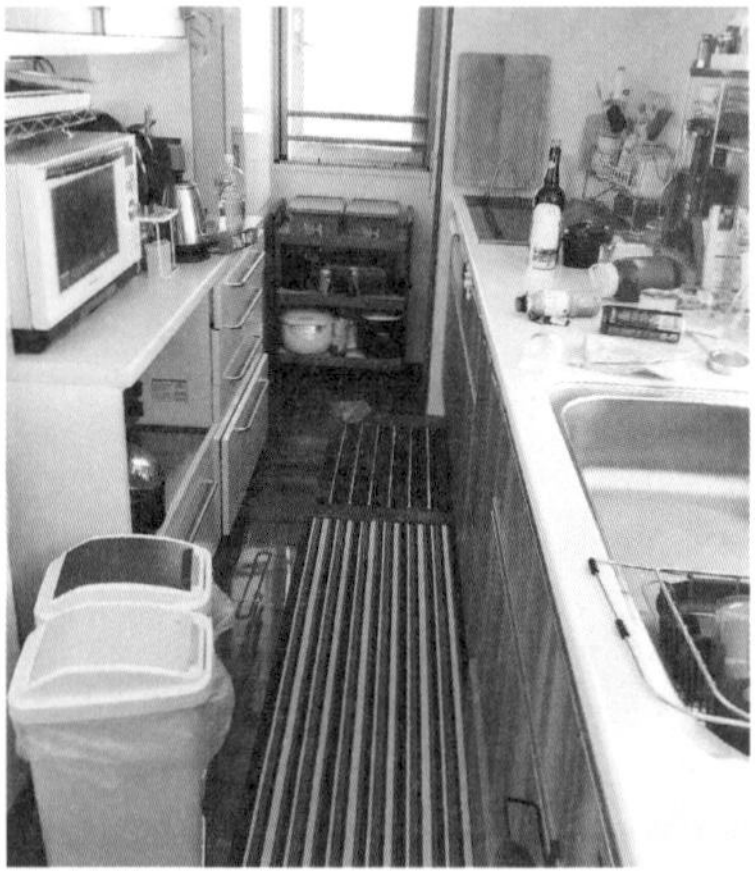

震度6弱でビクともしなかった私の家

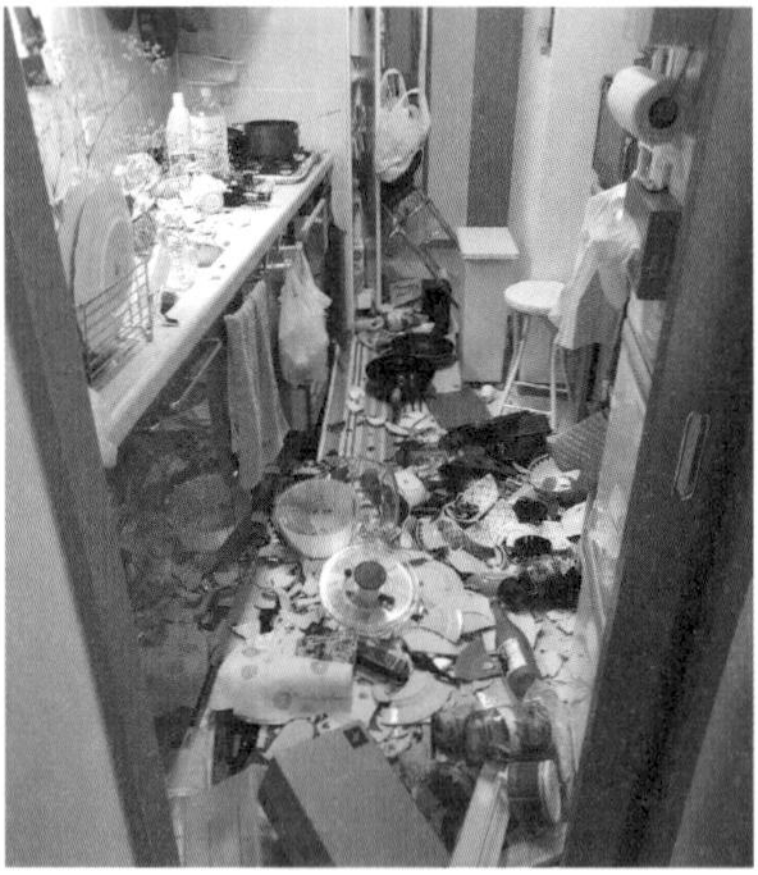

お隣のキッチンは壊滅

コロナ禍では在宅避難のほうが安心です。〝地震が起きても住める部屋づくり〟をしておきましょう。

上写真は、震度6弱を記録した2018年の大阪府北部地震の際のもの。左は我が家、右はお隣です。**同じ間取りでも、対策をしているか否かでこんなに変わります。**

私がしたのは「動かない・落ちない対策」です。100均の滑り止めシート、耐震ジェル、転倒防止板を活用。ものや家具が落ちたり倒れないようにしています。

背の高い家具を置かない、重いものは下に置くのも大事な対策です。

震度5強以上になると、遠くからものが飛んできます。**菜箸が心臓に刺さって亡くなった方もいました。**あらゆるものが凶器になり得ます。使ったらしまう習慣が、あなたを守ります。

100均グッズで揃う我が家の地震対策

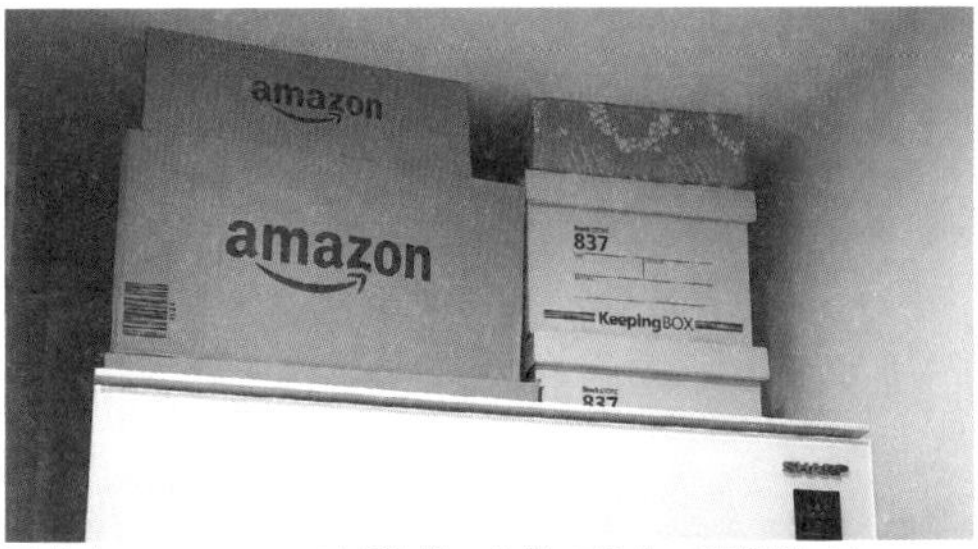

天井までのスペースは段ボール箱で埋めて転倒防止に。

ワインが入っていた段ボール箱（0円）

段ボール箱の中身がからだと潰れるので、仕切りを入れて補強。

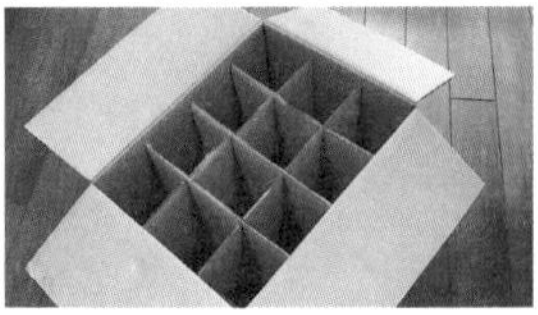

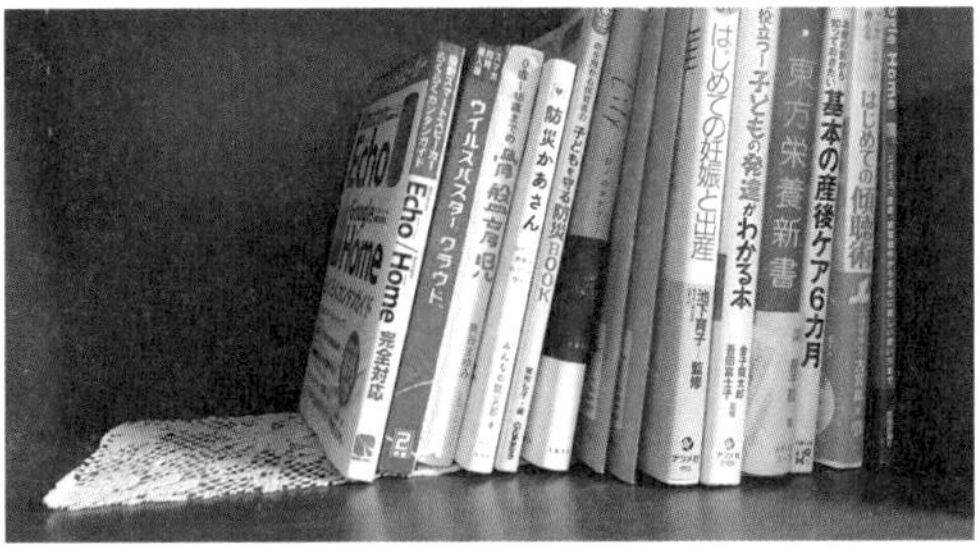

本や皿の下に滑り止めシートを敷いて飛び出し防止に。

滑り止めシート

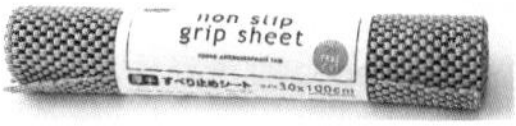

100均の滑り止めシートは、動きそうなものの下に敷く。

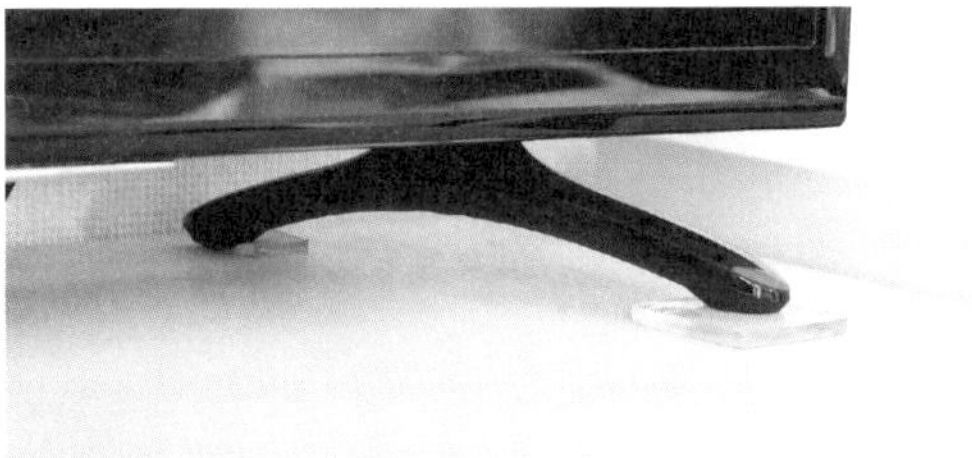

テレビや脚の細い家具の転倒防止に役立ちます。

耐震ジェル

100均の耐震ジェルは転倒しそうなものに使用する。

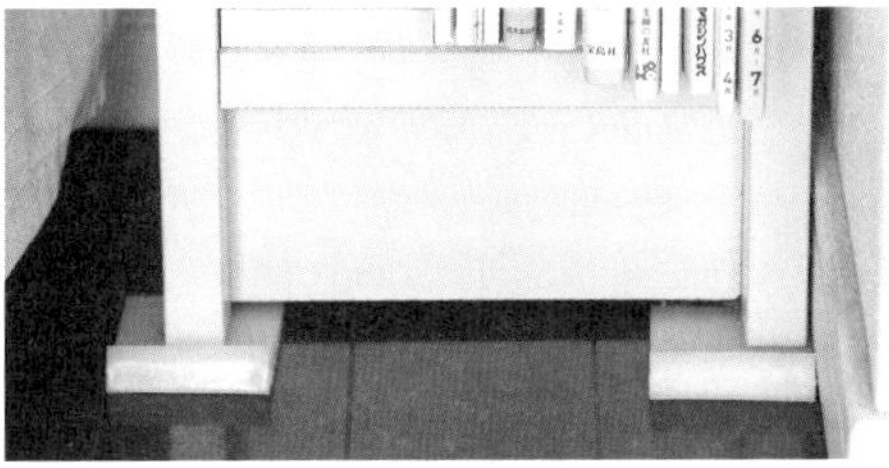

下に敷くだけなので、家具を傷めないところも◎。

転倒防止板

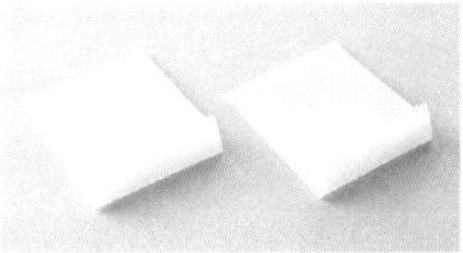

こちらも100均。あらゆる家具に敷いています。

元の生活にはなかなか戻れない

家が浸水したり壊れたら、修理するのはあなた自身

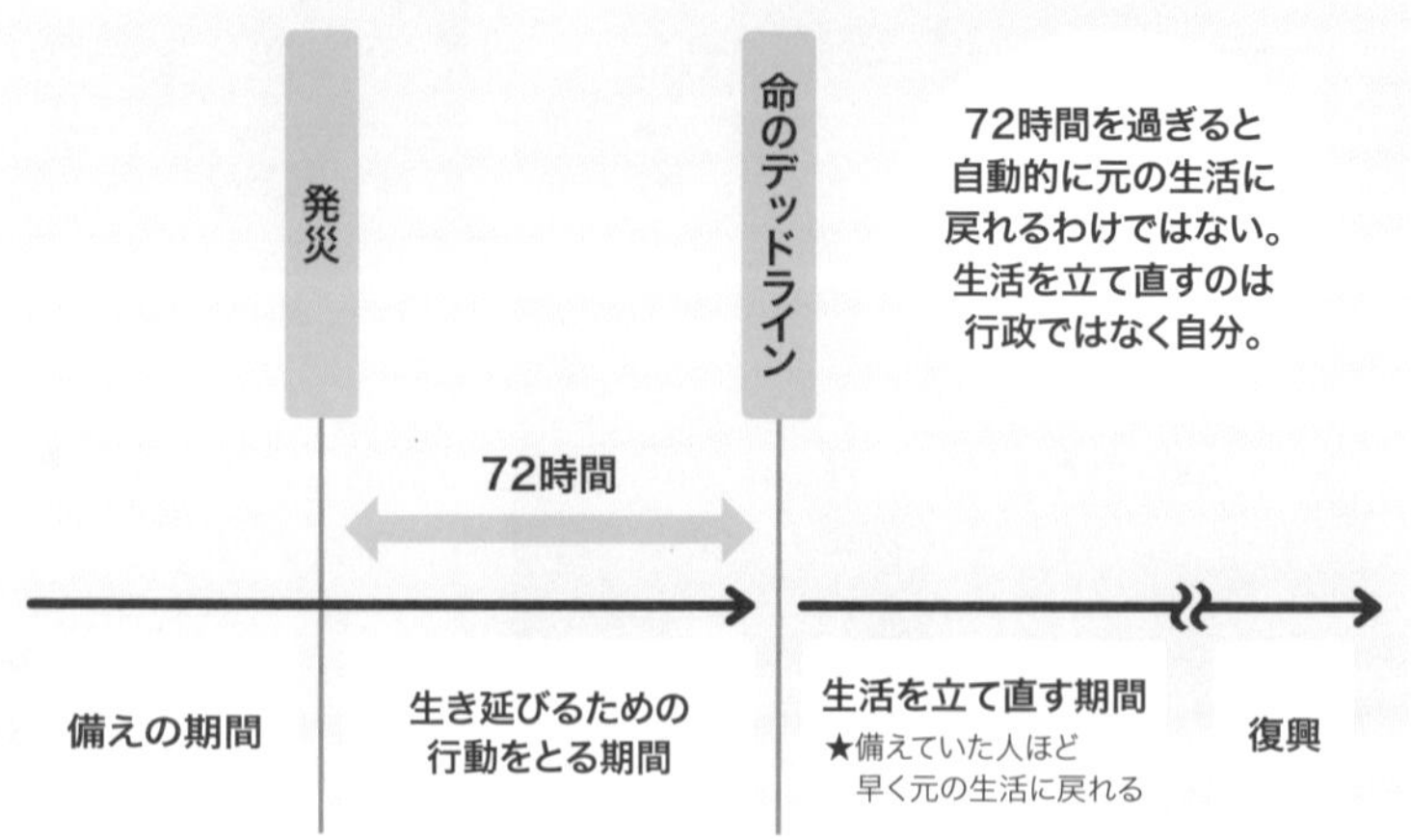

災害後の3日間は「命の72時間」と呼ばれます。これは、何も食べなくても生きていける〝命のデッドライン〟という意味。ところが、復旧するタイミングと勘違いしている人が多いのです。

本当に大変なのは、被災した瞬間ではなく、被災から生活を立て直すまで。家が浸水したり倒壊したら、修理するのはあなた自身です。**周りも全員が被災者なので、助けは期待できません。**

消防や行政は〝命の危機〟は救ってくれても、その後の生活の面倒は見てくれません。

〝災害なんて想定外だった〟という人ほど、いつまでも立ち直れません。いち早く元の生活を取り戻した人たちは常に災害は起こりうると考えていました。復興に向けてすぐに気持ちを切り替え、行動したのです。

電気・水道・ガスの復旧には意外と時間がかかる

自分で用意しておくことが大切

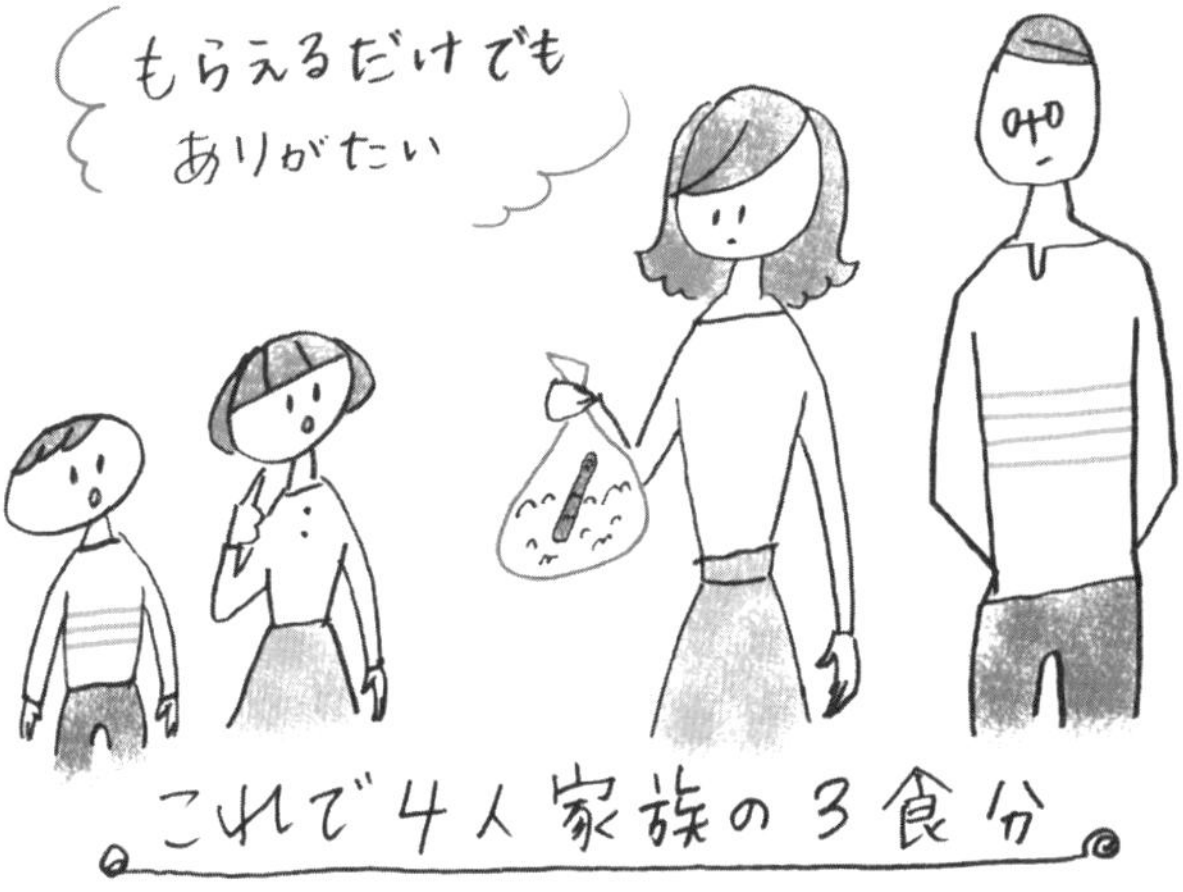
もらえるだけでも
ありがたい
これで4人家族の3食分

大災害が起きると、電気・水道・ガスが止まる可能性が高いです。復旧にはかなりの時間がかかります。

大阪府北部地震では、ガスの復旧まで約1週間。電気、水道も家屋の被害の程度によってばらつきがあり、すぐには復旧しません。1か月かかった場所もあります。南海トラフ地震などで被害が広範囲にわたると、復旧にはさらに時間がかかると考えられます。

行政のフォローが始まっても、その範囲は「最低限」。**水や食料も、生きていける程度の量しかもらえません。**

高槻市のある場所で配られた、被災当日の食事は、ポリ袋に入った白米とアスパラガス1本だけでした。これで4人家族の3食分だというのです。

被災前に近い生活をしたいなら、水や食べ物、そのほか必要な生活用品を自分で用意しておくことが必須です。

コロナ禍で災害が起きたら❶

避難所に入れない

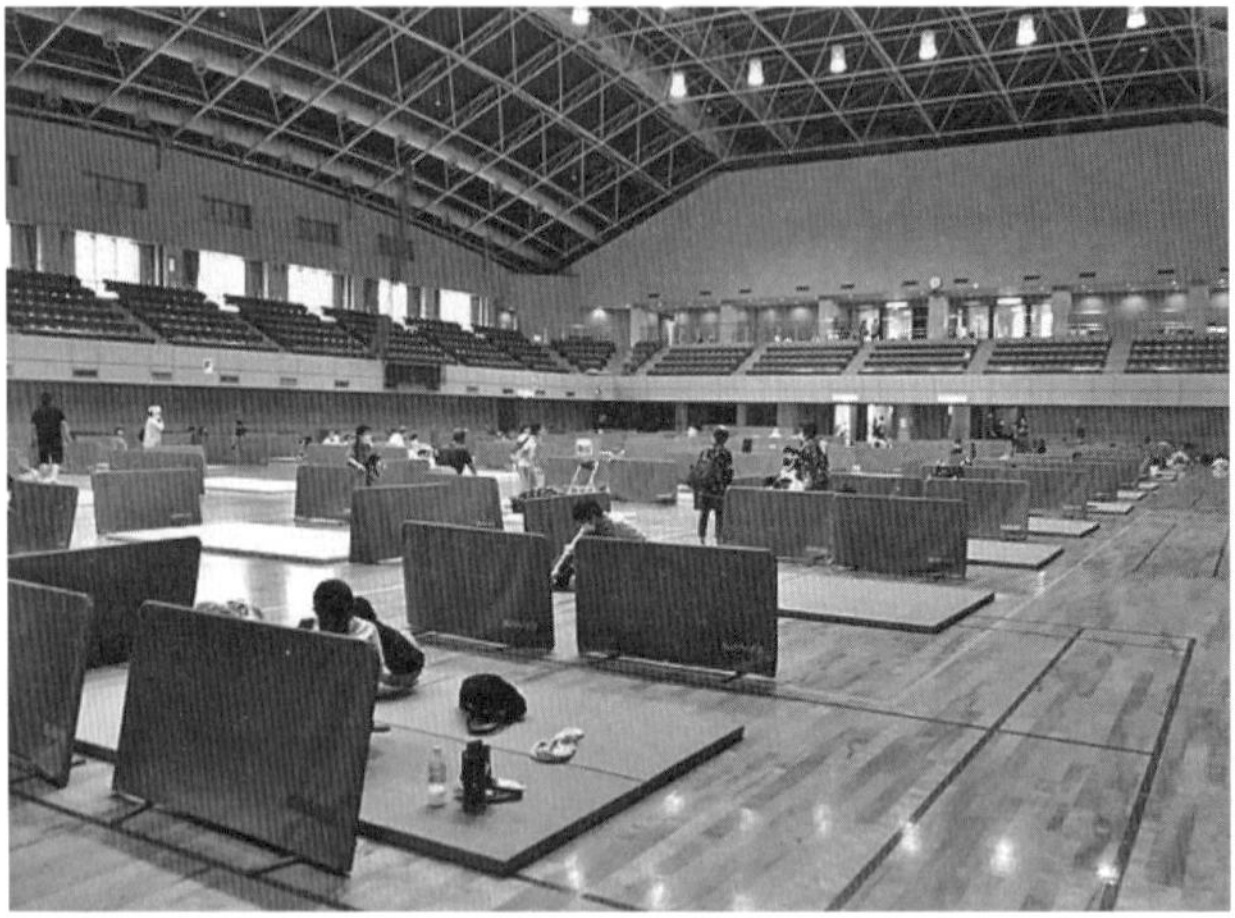

三密を避けるため、広くスペースを取った避難所。

今、避難所では三密対策として、定員を大幅に減らしています。在宅避難できるように備えておくことが、これまで以上に大切です。

避難所に行くなら、即断しなければなりません。沖縄・奄美地方などを襲った2020年の台風10号では、**「行ったけど入れなかった」とびしょ濡れで立ち尽くす人が続出**しました。

冠水や土砂崩れ、建物倒壊などのリスクがあるなら、命を守る行動が最優先。「コロナが怖い」と躊躇している場合ではありません。迷わず避難！

アテにしていた避難所が水没するケースも多発しています。**事前に水害と地震、それぞれ最低3か所ずつ避難所を選んでおきましょう。**行ってみないとわからないこともあります。平時に避難所まで行っておくことも大事です（P106参照）。

コロナ禍で災害が起きたら❷

免疫力低下で感染しやすくなる

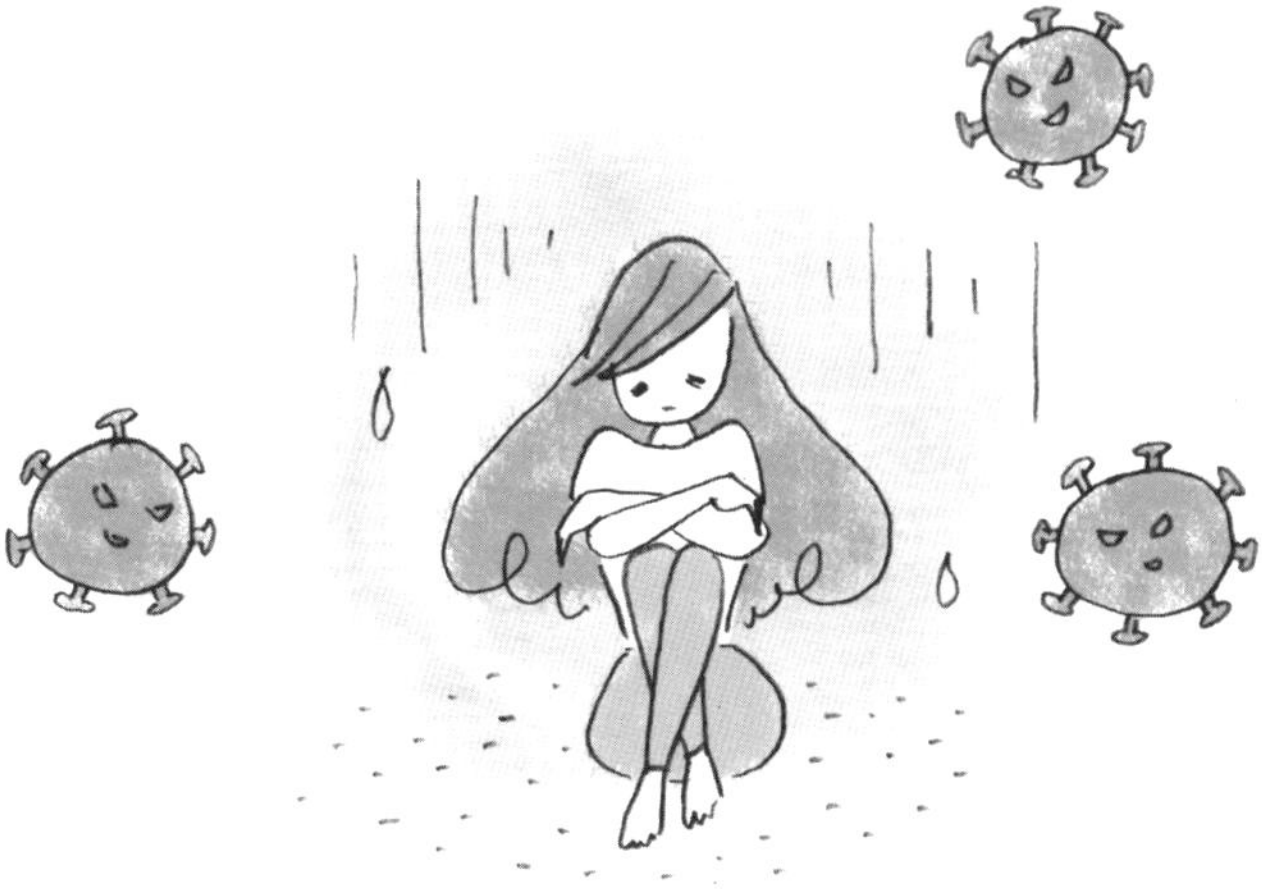

被災すると心身ともにダメージを受けるため、免疫力が下がります。さらに衛生状態が悪くなるので、感染症が蔓延しやすいのです。今後、**大きな災害が起きたら、被災地でクラスターが発生するのは間違いない**でしょう。

対抗するには、免疫力を上げること。私はレスキューナースを指導する際に、**「普段から、3秒、3分、30分で気持ちを上げられるものをもつ**ように」と言っています。3秒は嗅覚（アロマオイルなど）、3分は触覚（好きな手触りのもの）、30分は視覚・身体（好きな人の写真を見る、漫画を読む、運動など）に訴えるものです。この3つは被災下での不安な気持ちを和らげます。非常用持ち出し袋に入れておくといいですね。

自分で気持ちを上げる術をもつことで、免疫力をアップできます。

コロナ禍で災害が起きたら❸

救援物資がなかなか届かない

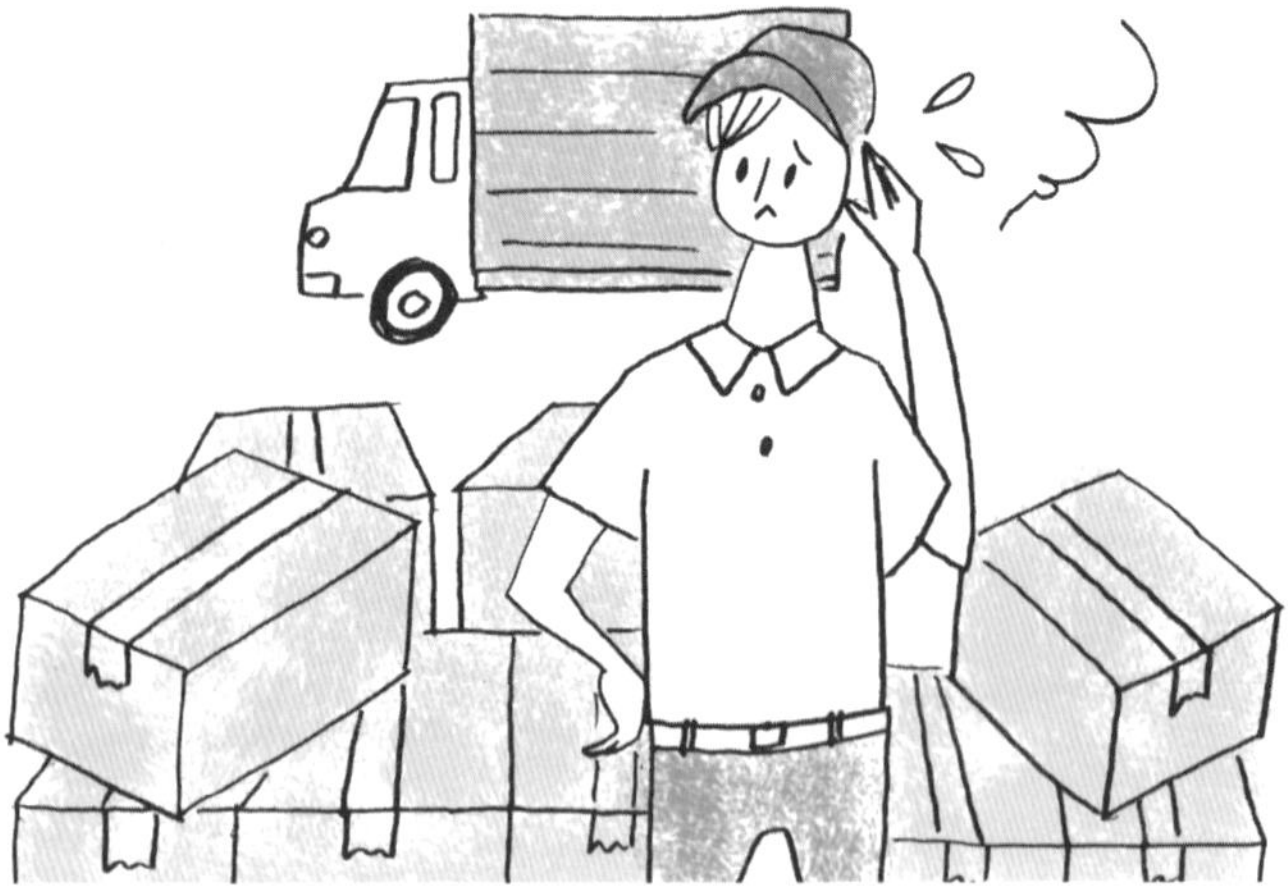

テレビ報道のイメージから、「救援物資がもらえるから、自分で備えなくても大丈夫」と思うかもしれません。でも実際は、あなたの元にすぐ届くわけではないのです。

コロナ禍では、被災者をサポートする側も感染対策をしています。県外からの災害ボランティアの受け入れは制限されます。さらに、避難所が分散されるので、**物資があっても配送する人の数が足りません。**救援物資はアテにせず、自分が持っていったもので何とかする。それがコロナ禍のネオ・スタンダードなのです。

以前は、お互いにシェアして乗り越えてきました。でも、**コロナ禍では、「他人に水や食料をあげない」が新ルール**といわれています。生きていくのに必要なものは、自分で用意しておきましょう。

コロナ禍で災害が起きたら❹

医療現場が限界を迎える

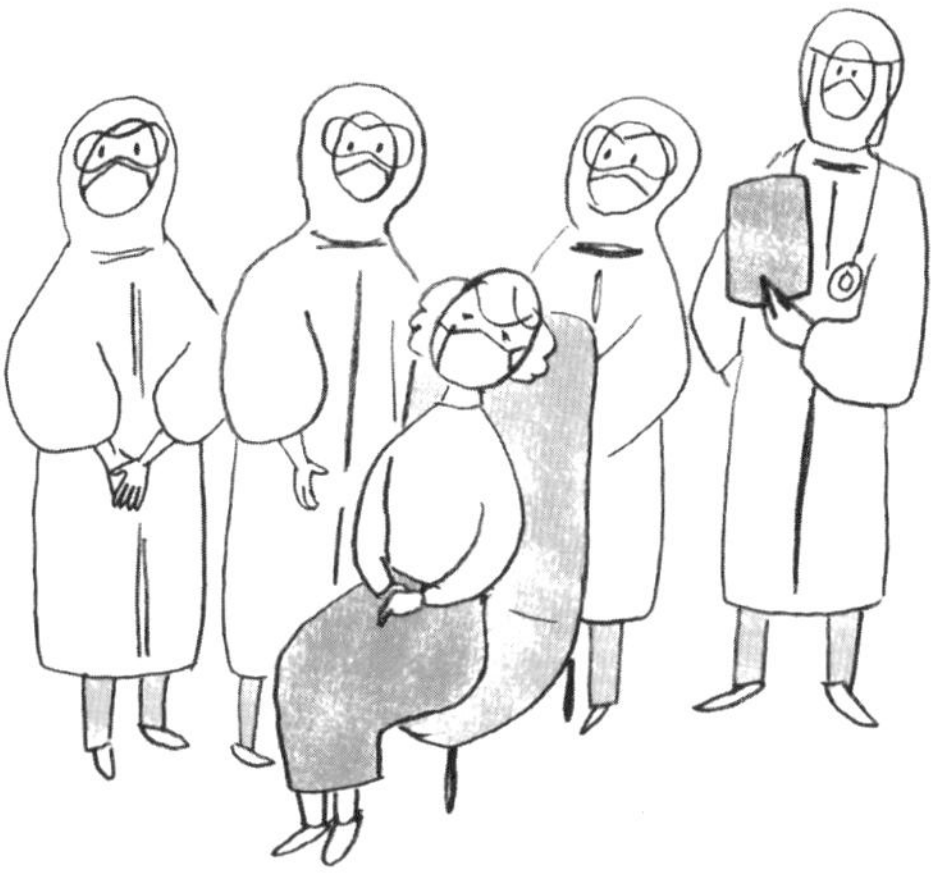

軽い風邪様症状でも診察は大がかり

今、病院では、熱や咳、鼻水などの「風邪様症状」がある人を〝新型コロナ感染者疑い〟として扱います。そのため、**診察が終わるまでに通常の倍以上の時間がかかります。**診察に多くの医療者の手間と時間が取られるからです。医療現場はパンクしそうになりながら、ギリギリのところで頑張っているのです。

そこに災害が起きたらどうなるか。病院は、入院中の患者のケアに加えて、被災したケガ人への対応で手いっぱいになります。だから、〝コロナかもしれない〟人は「うちでは受け入れ態勢がありません」と、**診察や入院を拒否される可能性が高い**です。

厳しいですが、これが現実。災害はいつ起きるかわかりません。今、あなたにできることは、抵抗力を高めてウイルスに負けない体をつくることです。

防災食品・5年保存水は必要なし

普段食べているものをちょっと多めに買っておく

備蓄のルール	
1	家全体が「備蓄庫」と考える。
2	最低でも、10日分程度の水や食料をストックしておく。
3	食料は、保存のきく主食(米、麺) +おかず(缶詰、レトルト食品、フリーズドライ食品など)。
4	お菓子はいい仕事をする。歌舞伎揚げはふやかすと離乳食やおかゆになる。
5	防災食品より「普段食べているものをちょっと多め」に買っておくのが◎。
6	消費期限が近いものを食べたら補充して買い足す「ローリングストック」を。
7	一日に必要な水は、1人あたり3ℓ(そのうち2ℓは飲用、1ℓは生活用)。
8	水はリビングや寝室、玄関収納などに分散して保管。

私は防災食品や5年保存水は持っていません。日ごろ食べているものを多めに買っておけば十分と考えています。**「普段から10日分程度をストックしておき、台風や大雪の予報が出たら、さらに7日分補充する」**が私の備蓄法です。

買ったものはため込むのではなく、消費期限の近いものから食べます。なくなったらその都度補充。このようにして、ストックの量が10日分を下回らないようにキープしているのです。

これを「ローリングストック」といい、政府も推奨している備蓄法です。

水は置き場所を分散させましょう。家の中のどこで被災するか、わからないからです。**閉じ込められても、水があれば生き延びる確率が上がります。**置き場がないという悩みも、分散させることで解消しますよ。

コロナ対策用「衛生用品」を備蓄しよう

3週間はしのげるように準備しておく

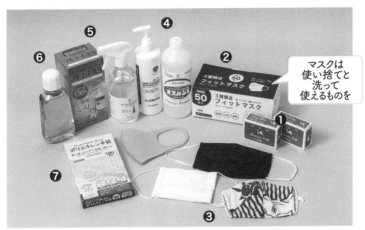

❶固形石けん2個　❷不織布のマスク1箱（50枚）　❸洗って使えるマスク（布、ウレタン）　❹逆性石けんの原液1本　❺市販のアルコール消毒液（ジェルタイプ1本、スプレータイプ2本）　❻マウスウォッシュ1本　❼使い捨てビニール手袋（50組）

大きな災害が起きたら、コロナ対策グッズは手に入りにくくなります。**上写真は、大人一人が3週間しのぐことができる備蓄量。**この量を常にキープするよう準備しておくことをすすめます。

石けんは場所を取らず、持ちもいいのでハンドソープより備蓄向きです。

マスクは洗えるものがあれば、不織布のものは50枚ほどでいいでしょう。

消毒液は、少し多めに用意を。私は、スプレータイプを2本、ジェルタイプを1本、逆性石けんの原液を1本、在宅避難用に備蓄しています。逆性石けんは引火性がないので備蓄に◎。無水エタノールでもいいですが、扱いには注意。

断水しても口の清潔を保てる、マウスウォッシュも必需品です。

水道が止まることを想定して、使い捨て手袋も用意。災害用トイレの始末、災害ゴミの処分の際に必須です。

「生きていくのに不可欠なもの」を備蓄する

コンタクトレンズ、持病の薬などは多めに用意

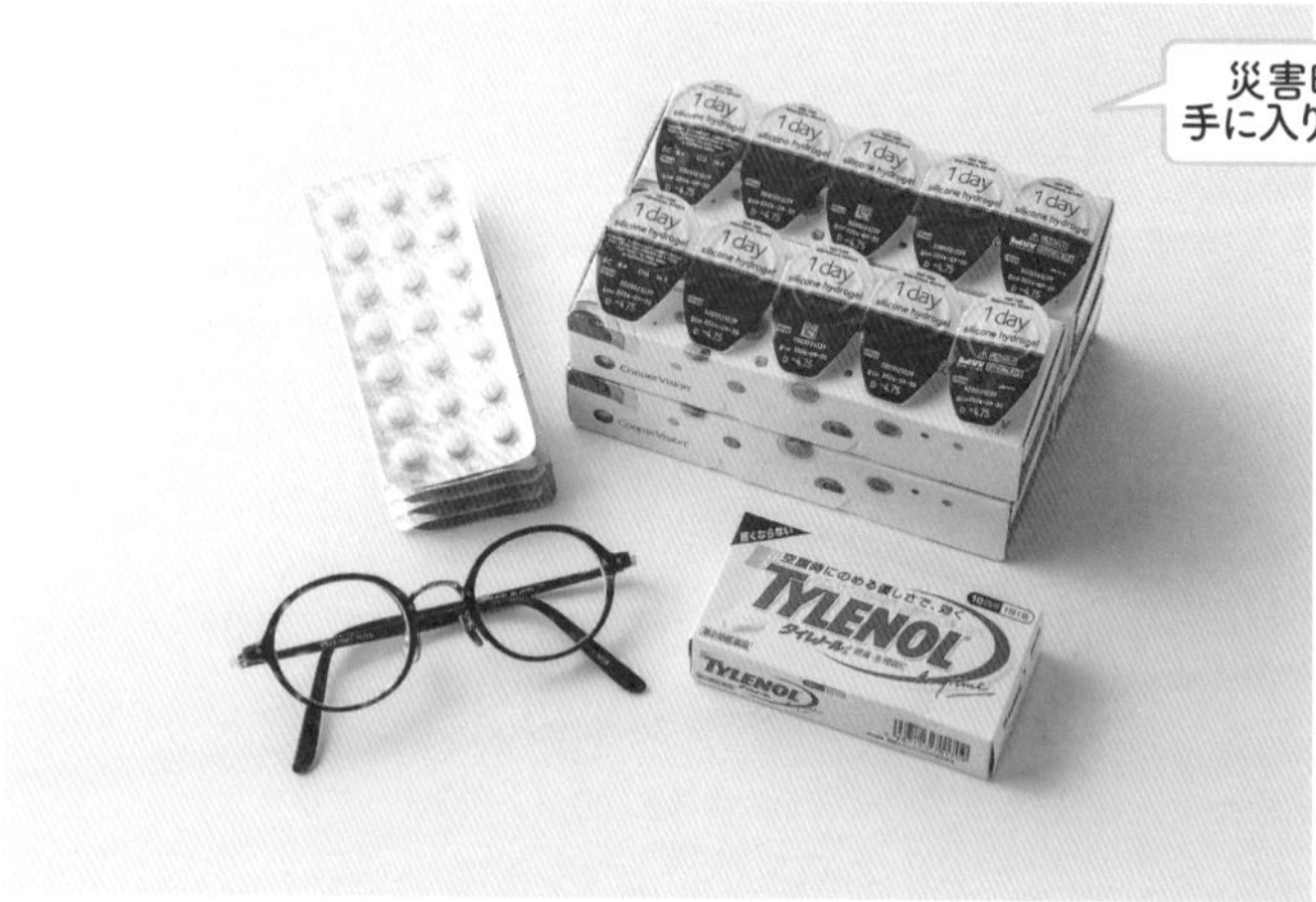

持病の薬、コンタクトレンズ、メガネ、補聴器、アレルギー対応食品……。〝生きていくのに不可欠なもの〟は人によって異なります。そしてこれらは、災害が起きたら簡単には手に入らなくなります。前もって、自分で多めに用意しておきましょう。

私は視力0・01で、普段はコンタクトレンズをしています。それとは別に、**予備のメガネとコンタクトを洗面所や寝室、玄関など、自宅のあちこちに置いています。**どこで被災して、閉じ込められるかわからないからです。

さらに、外出先で被災したときに備えて、常にバッグに入れて持ち歩くようにもしています。

盲点は、薬を飲むための水です。薬があっても水がなければ飲めません。常備薬のある人は、薬用として最低500㎖は準備しておきましょう。

ペットシーツと新聞紙は常備しておこう

コスパがよく、多用途に使える優れもの

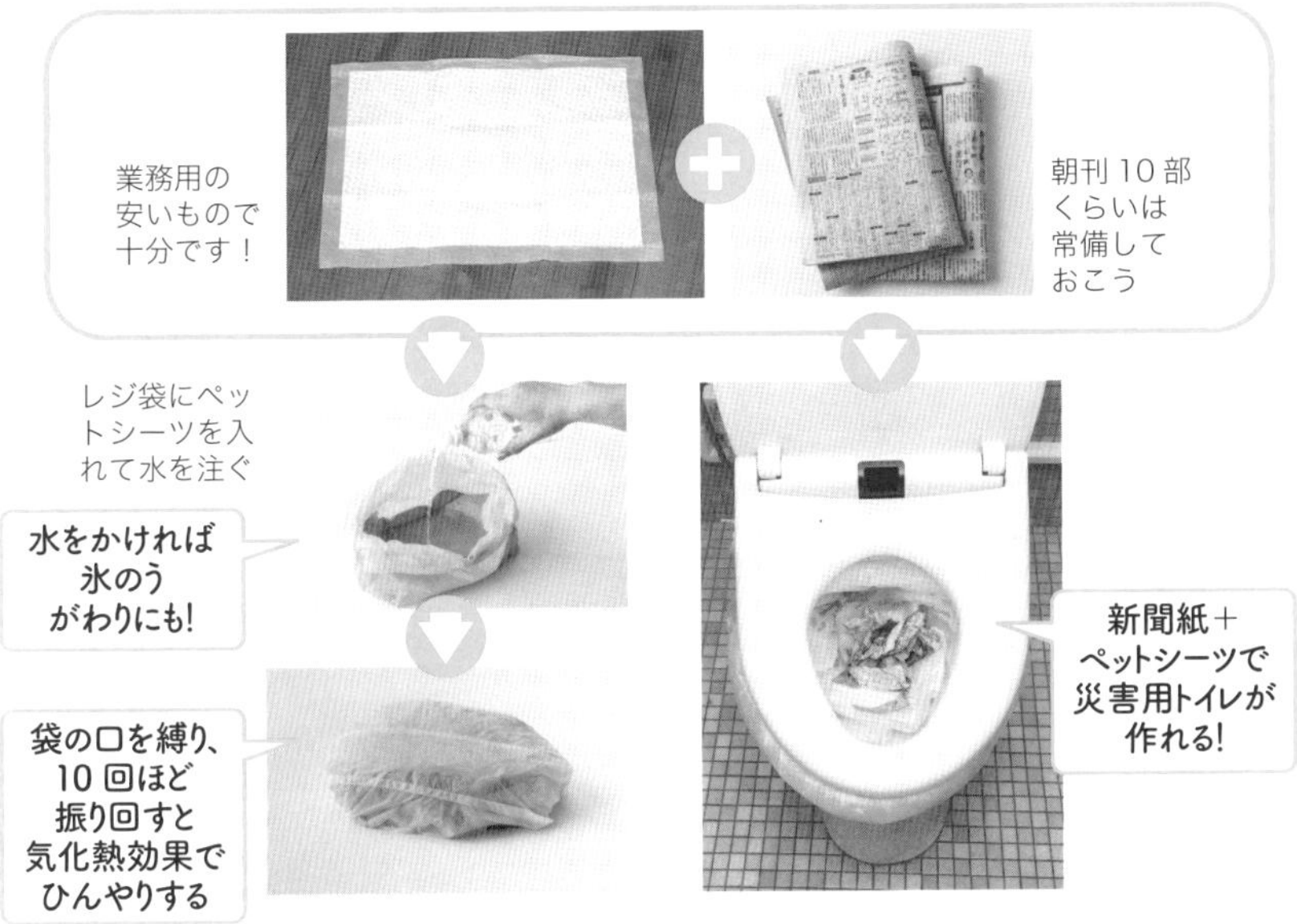

気化熱効果で
ひんやりする

業務用の
安いもので
十分です！
朝刊10部
くらいは
常備して
おこう
レジ袋にペットシーツを入れて水を注ぐ
水をかければ
袋の口を縛り、
10回ほど

私はペットシーツと新聞紙を必ず備蓄しています。在宅避難時にさまざまな場面で使える優れものです。

断水・停電時にはトイレが使えなくなります。でも、ペットシーツと新聞紙、ゴミ袋（45ℓ）で、災害用トイレを作れます。便器にゴミ袋を2枚セットし、ペットシーツを敷き、ちぎった新聞紙を入れるだけ。後始末も簡単。

ペットシーツは、多量の水分を吸う特性を生かして、生理用ナプキンやおむつ、雑巾がわりになります。レジ袋にペットシーツを入れ、水を注ぎ、手に持って10回程度振り回すと、冷却されて氷のうがわりにも！

新聞紙はくしゃくしゃにして首や足首、手首に巻きつけると体の熱を逃がしません。被災地では、ストレス解消にも役立っています。ビリビリ破くことでイライラが吹き飛ぶのです。

カセットコンロとボンベは災害時の必需品

普段から使って慣れておくことが大事

風を通さないので、
野外での使用に最適

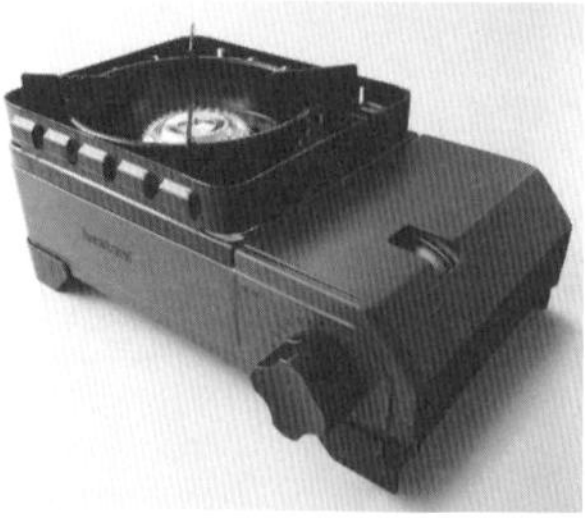

持ち運びしやすい小型サイズ。
ソロキャンプにも◎

「カセットフー タフまる Jr.」

実勢価格 9,878 円（税込）
㊐岩谷産業 ☎03-5405-5836

収納しやすい薄型

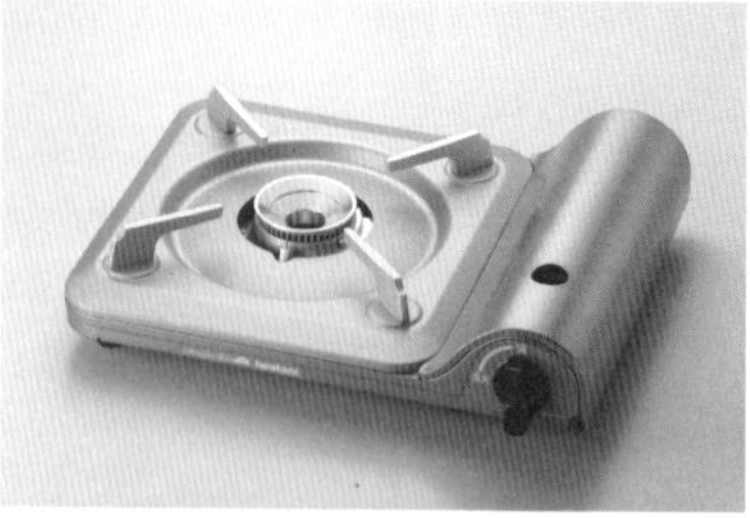

調理時も食べるときもラクラク！

「カセットフー 達人スリムIII」

実勢価格 3,647 円（税込）
㊐岩谷産業 ☎03-5405-5836

カセットコンロとボンベは、平時から用意しておくこと。２０２０年の台風10号では、上陸の3日前に店頭から消えました。手に入らなかった人は、冷たい水で体を拭き、冷たいものしか食べられず、思った以上に悲しい気持ちになったそうです。温かい食事は、心と体を温めてくれるもの。どれだけ食料や水を備蓄していても、**カセットコンロとボンベがないと、侘しい避難生活になってしまいます。**

大切なのは普段から使って慣れておくこと。「置き場所を忘れた」「そもそも使い方がわからない」という事態を避けるためです。

限りあるボンベを有効活用するには、**土鍋ではなく熱伝導がいい「浅いフライパン＋フタ」を使うこと。**１００均で売っているアルミの薄いフライパンが最適です。

平時からハザードマップを確認しておく

見ているか否かで
生存確率が大幅に変わる

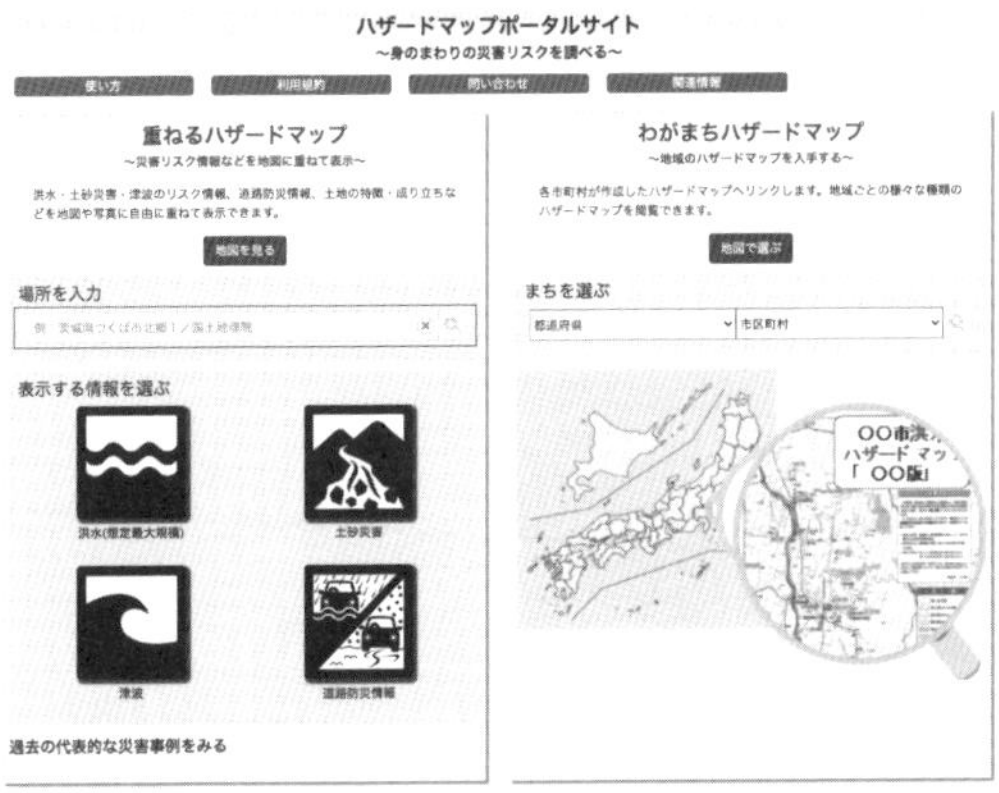
ハザードマップポータルサイト
～身のまわりの災害リスクを調べる～
使い方
利用規約
問い合わせ
関連情報
重ねるハザードマップ
～災害リスク情報などを地図に重ねて表示～
洪水・土砂災害・津波のリスク情報、道路防災情報、土地の特徴・成り立ちなどを地図や写真に自由に重ねて表示できます。
地図を見る
場所を入力
表示する情報を選ぶ
洪水(想定最大規模)
土砂災害
津波
道路防災情報
過去の代表的な災害事例をみる
わがまちハザードマップ
～地域のハザードマップを入手する～
各市町村が作成したハザードマップへリンクします。地域ごとの様々な種類のハザードマップを閲覧できます。
地図で選ぶ
まちを選ぶ
都道府県
市区町村

ハザードマップは災害発生時にどこでどのような被害があるか予測した地図。各自治体から配布されているほか、インターネットでも見ることができます。

土地の条件によって災害リスクは大きく左右されます。だから、必ず確認しておきたいのが、自分が住む場所の危険度。そこで役立つのが「ハザードマップ」です。

ハザードマップにはいくつか種類があります。大きく分けると、地震と水害と火事。どれかひとつだけでなく、一通りチェックしておきましょう。自分の家があるエリアだけでなく、**職場や子供の学校、実家のある場所まで確認**しておくと、自分と家族が生き延びる確率が上がります。

避難所はどこにあるか、どの災害に対応しているかも書いてあります。災害時には一般の人が使えなくなる道（緊急避難道路）も明記されています。被災したらどこに逃げるか、どの道を使うかのシミュレーションに使ってください。

災害が起きる前にやっておくこと

平時に避難所までの経路を確認する

ルートが水没しないかまで考えておく

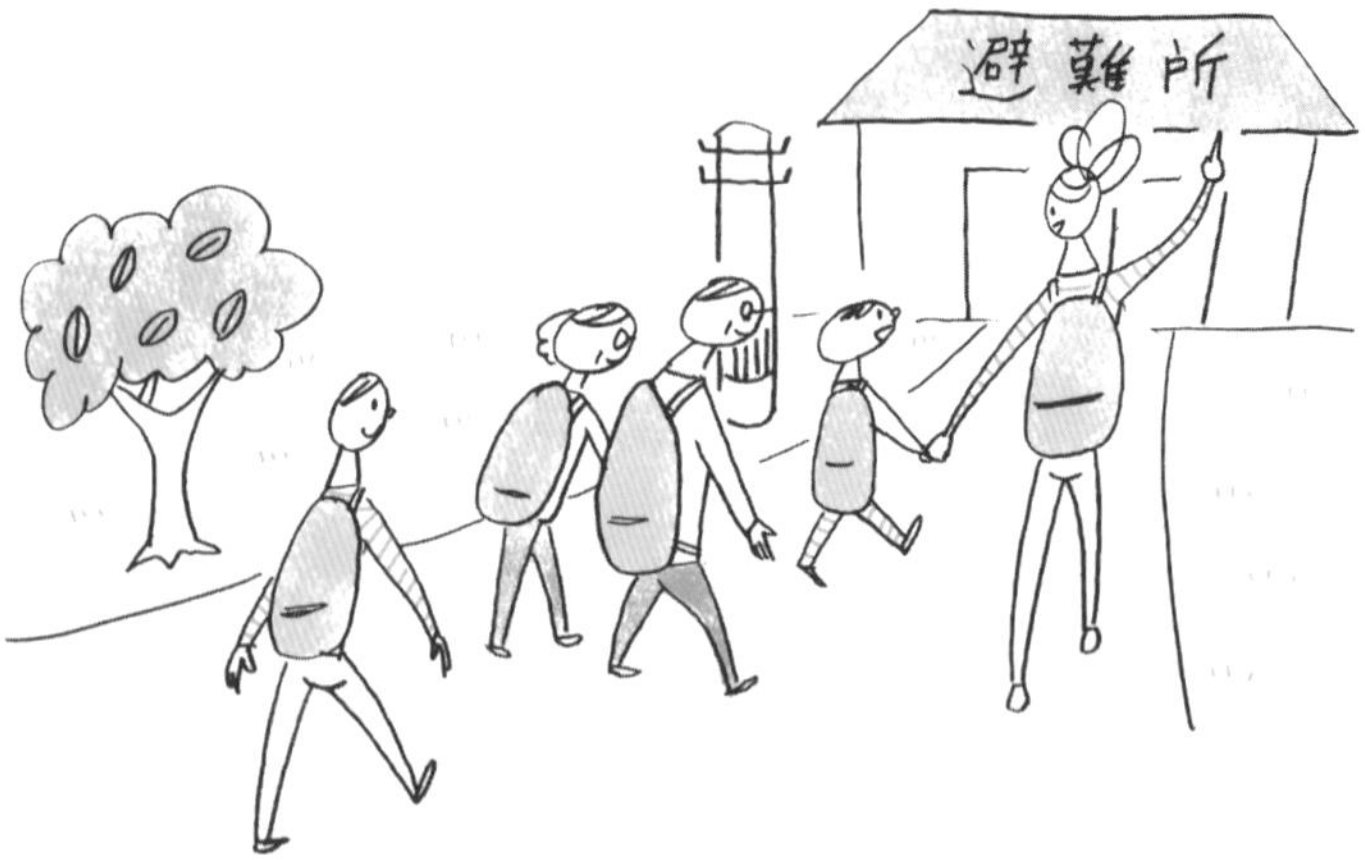

家族みんなで自宅から避難所まで歩いてみましょう。災害時には普段のスピードで歩けません。どれくらい時間がかかるのかを把握するために、**お子さんやおばあちゃんなど、歩くのが一番遅い人に合わせて**ください。

実際に行ってみないとわからないこともあります。避難所としてよく使われる市民会館や集会所は、想像以上に目立ちません。見つけるのに苦労することも多々あります。

思ったより遠かったり、坂道がキツイかもしれません。「電柱が倒れてくる」「側溝があって危ない」など、**危険を推測しながら歩くことも大切。**足元だけでなく、看板など上からの危険物がないかも確認を。

がれきや浸水の影響も視野に入れ、ひとつの避難所に対して、最低3つのルートを想定しておきましょう。

周囲の「危険物」を確認しておく

家の周囲、通勤・通学路は要注意！

高いところにある室外機は凶器になる

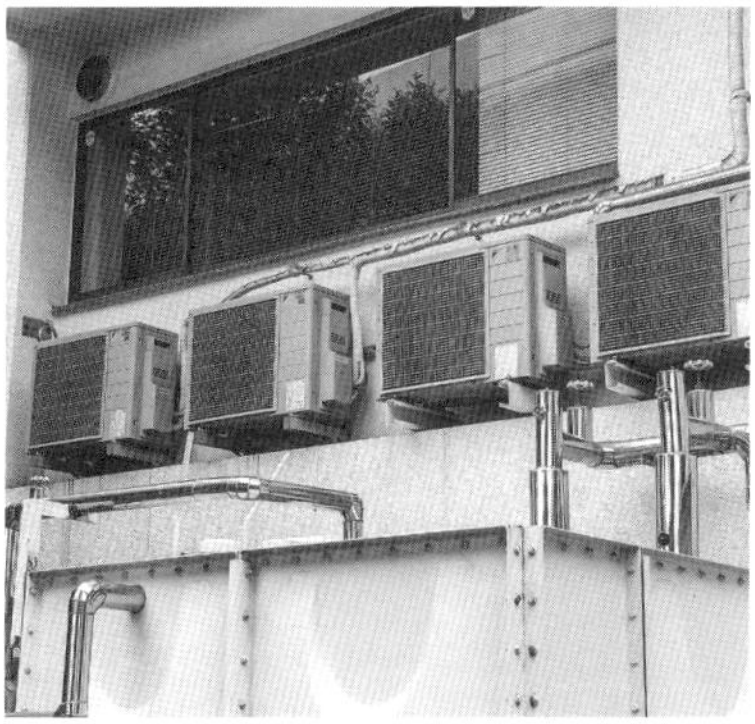

震度6弱で石の鳥居が倒れた！

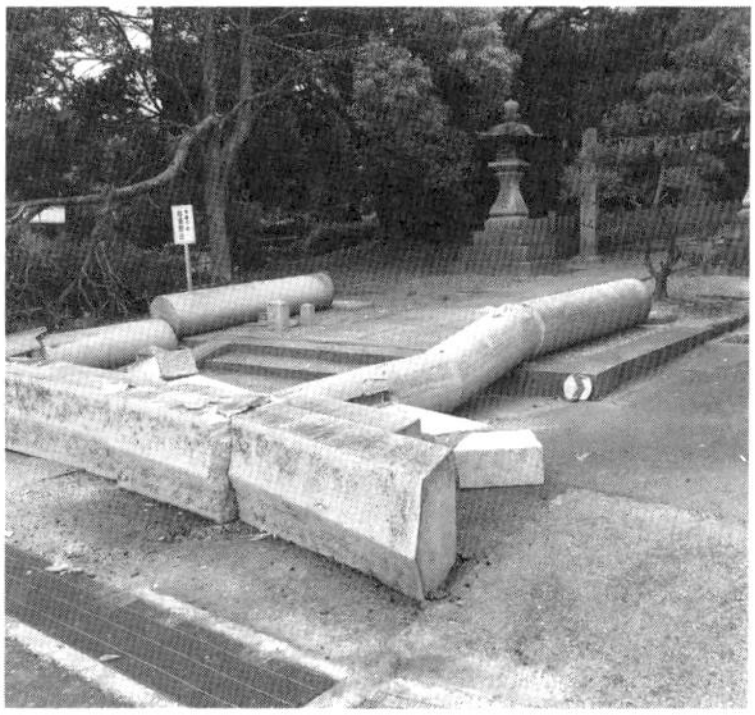

右写真は、大阪府北部地震（震度6弱）で倒れた「石の鳥居」です。このような古い建造物だけでなく、**不安定な自販機や高いところにある室外機、クレーンなどにも要注意。**

２０１９年の台風15号では、千葉県でゴルフ場の鉄柱が倒れました。このときの最大瞬間風速は57・５ｍを記録。これは時速２０７㎞に相当します。命にかかわる被害が出て当然です。風速は３・６倍すると、時速に換算できます。台風の風速も確認して、危険を予測することが大事です。

日ごろから、〝ヤバそうなもの〟を確認しておきましょう。家の周辺と、通勤・通学路は見ておくこと。台風が進路にあたるときは、危険な道を通らない。地震の揺れを感じたら、急いで危ない場所を離れる。こうした判断と行動を取れるかが、生死を分けます。

避難時に持っていく「非常用持ち出し袋」を用意しておく

コロナ対策グッズをプラスして

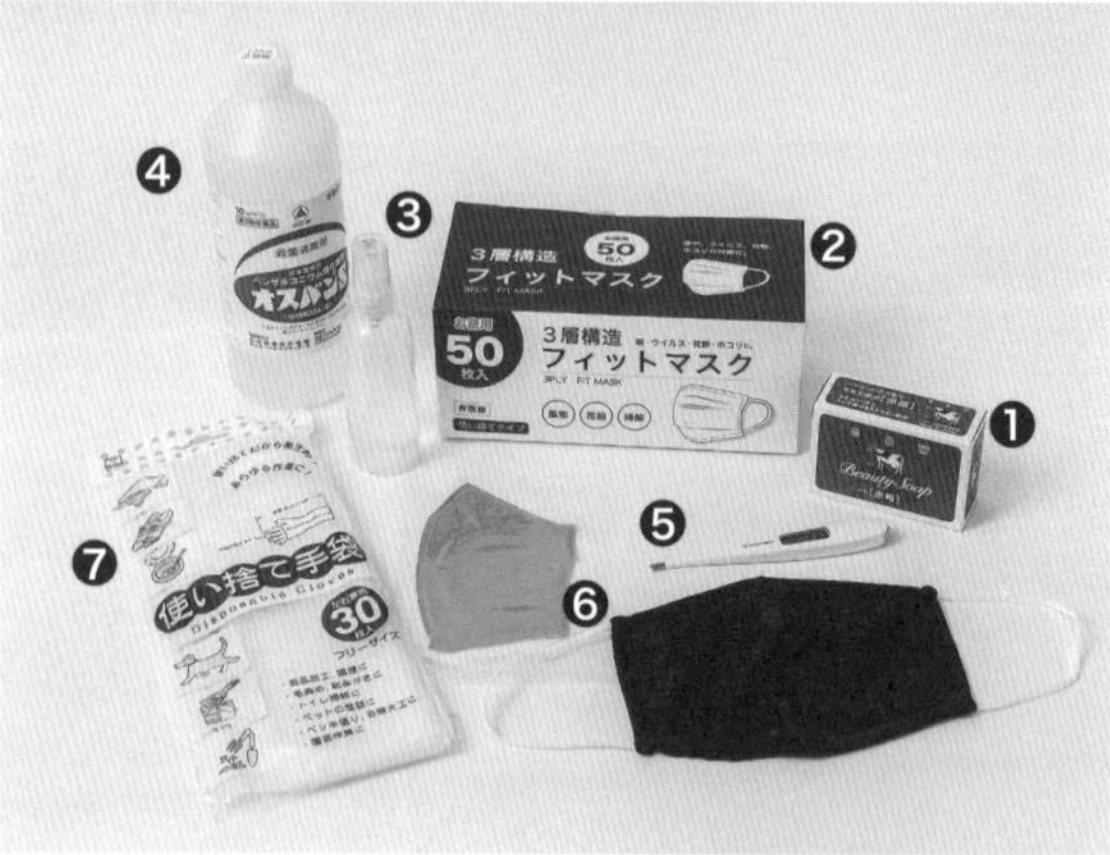

❶固形石けん　❷マスク１箱　❸逆性石けんを薄めて小分けにしたもの
❹逆性石けん　❺体温計　❻洗えるマスク　❼使い捨て手袋

コロナ禍の今は、非常用持ち出し袋に「感染対策グッズ」を入れるのがマストです。私がおすすめするのは上の①〜⑦。固形石けんは軽く、かさばらないので、ハンドソープより持ち出しに適しています。体やものも洗えるのも、おすすめしたい理由です。

マスクは一人につき、不織布のもの1箱（50枚）と、洗えるマスク2枚は最低限用意。

消毒液は、**私なら逆性石けんの原液を1本持っていきます。**水道水でも薄められるし、たくさん作れるからです。手指にもものにも使え、引火しない特性が避難所生活に適しています。

体温計は、コロナに感染した場合、なるべく早く発見するのに役立ちます。

使い捨て手袋は、ウイルスや雑菌などに汚染された場所や衣服などを触るときに使います。

非常用持ち出し袋に入れるもの

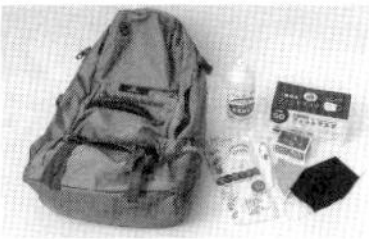

・水	ペットボトルで2ℓ×3本＋500mℓ×6本。
・最低７食分の食料	レトルト食品、缶詰、パスタソース、米、袋麺、早ゆでパスタなど。
・充電器、照明	LED懐中電灯、手回し充電ラジオ、モバイル充電器など。
・ゴミ袋（45ℓ）	50枚（災害トイレ、保温、雨除け、汚物入れなどに使える）。
・万能アイテム	ペットシーツ、新聞、レジャーシート、タオル、エア枕・クッション、ラップ、アルミホイルなど。
・医療＆衛生用品	消毒液、マウスウォッシュ、トイレットペーパー、ウエットティッシュ、救急セット、使い捨て下着など。
・防寒＆暑さ対策	レインジャケット・パンツ、アルミ製保温シート、使い捨てカイロなど。
・３日分の着替え	水に濡れないよう、すべてジッパー付き袋に入れておく。
・救助アイテム	ロープ、布ガムテープ、油性マジックペン、軍手など。

一日に必要な水はひとり3ℓ。でも、避難所ですぐにもらえるとは限りません。3日分は自分で持っていくために、ほかの荷物はなるべく少なくして。

そのために、**多用途に使えるアイテムをすすめます。**45ℓゴミ袋はその代表選手。レインコートとしても、防寒対策にも使えます。避難所では洗濯ができないので、汚れ物を入れておくのにも便利。ペットシーツはトイレや氷のうにもなるし（P103参照）、パンツに仕込めばおむつとして使えます。**避難所の床は固いので、エア枕やクッションなどがあると快適です。**

上記のリストと、コロナ対策グッズ、持病の薬やメガネなどの「生きていくのに不可欠なもの」を入れるには、**容量36ℓほどのリュックが適しています。**背負い紐が切れないように、しっかりしたつくりのものを選んで。

非常用持ち出し袋の詰め方のコツ

パッキングしてパズルのように入れていく

リュックのスキマに
パズルのように
詰める

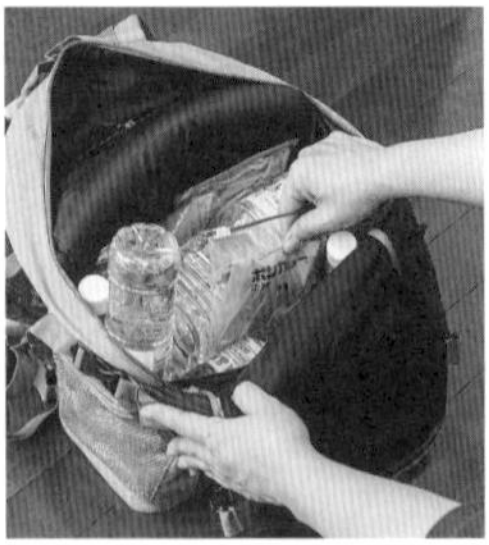

レトルト食品は
箱から出して
ジッパー付き袋に

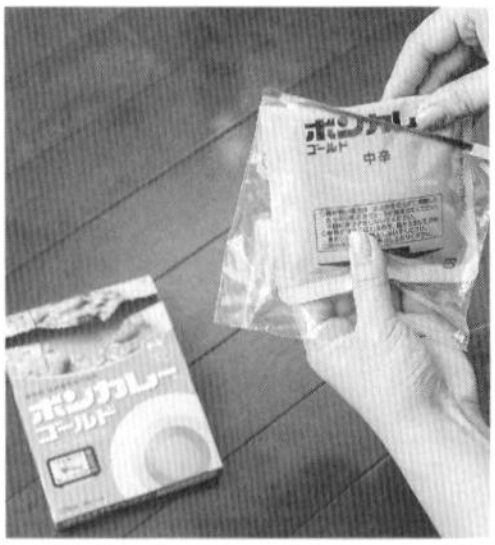

服は濡らさないよう
ジッパー付き袋に
入れる

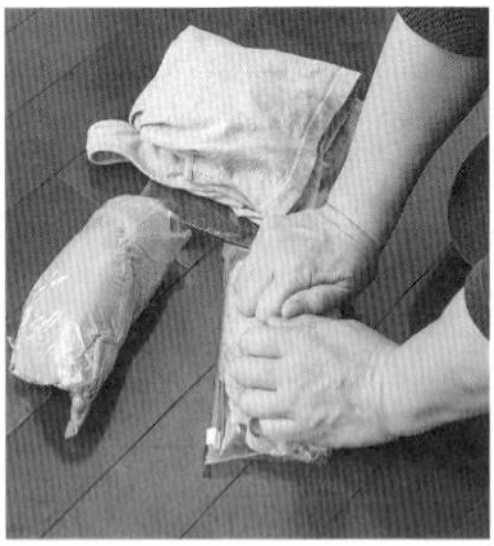

非常用持ち出し袋は、警報が出てから慌てて用意するものではありません。平時に準備しておけば、必要なものをしっかり収納できます。

荷物を入れるときは、**できるだけ隙間をつくらず、パズルのように詰めるのがコツ。**すぐに使うものは上のほうに入れましょう。ただし、水は一番下に。土台になり、リュックを置いたときに安定します。残念ながら、避難所では水の盗難が起きるので、その対策でもあります。

レトルト食品などは箱から出し、ジッパー付き袋に入れ替えて。コンパクトになり、万が一、中身が破れてもこぼれません。洋服はジッパー付き袋に入れて空気を抜きましょう。小さくなるうえ、水害発生時に汚水で濡れるのを防ぎます。ジッパー付き袋は避難先で再利用できるのもうれしいですね。

「災害伝言ダイヤル」を家族で使ってみる

いざというとき、動転しないための予行演習を

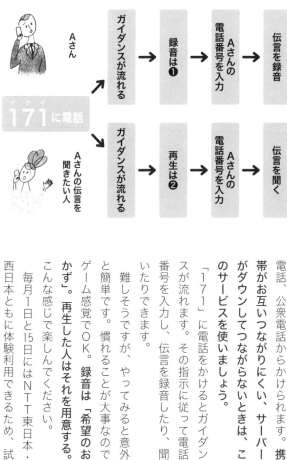

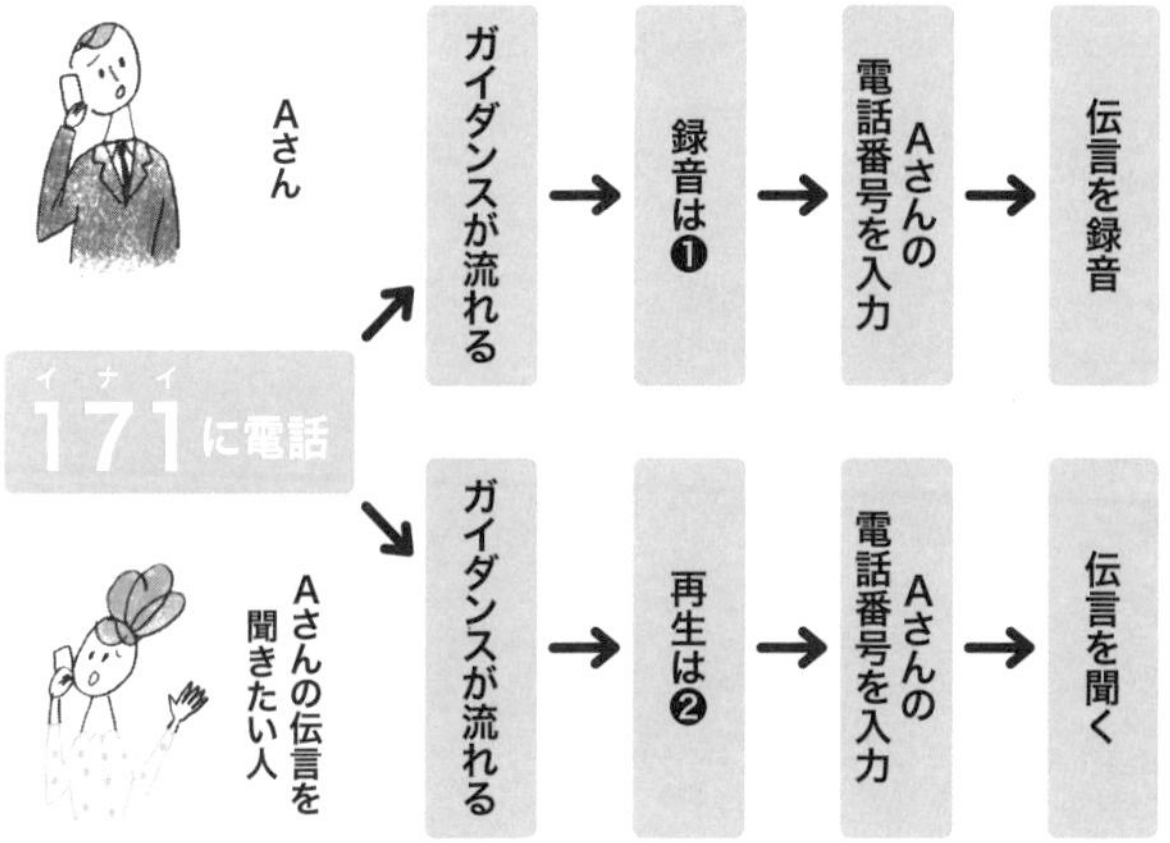

震度6弱以上の地震発生後30分を目途に開始される。1伝言あたり30秒以内・伝言できる件数は20件まで。毎月1日・15日には体験利用ができる。

「災害伝言ダイヤル」を知ってますか？ 災害が起きて電話がつながりにくい状況になったときに提供される安否確認サービスです。携帯電話、固定電話、公衆電話からかけられます。**携帯がお互いつながりにくい、サーバーがダウンしてつながらないときは、このサービスを使いましょう。**

「171」に電話をかけるとガイダンスが流れます。その指示に従って電話番号を入力し、伝言を録音したり、聞いたりできます。

難しそうですが、やってみると意外と簡単です。慣れることが大事なので、ゲーム感覚でOK。**録音は「希望のおかず」。再生した人はそれを用意する。**こんな感じで楽しんでください。

毎月1日と15日にはNTT東日本・西日本ともに体験利用できるため、試しに家族で使ってみましょう。

家族で連絡手段を打ち合わせておく

スマホのバッテリーを無駄にしない

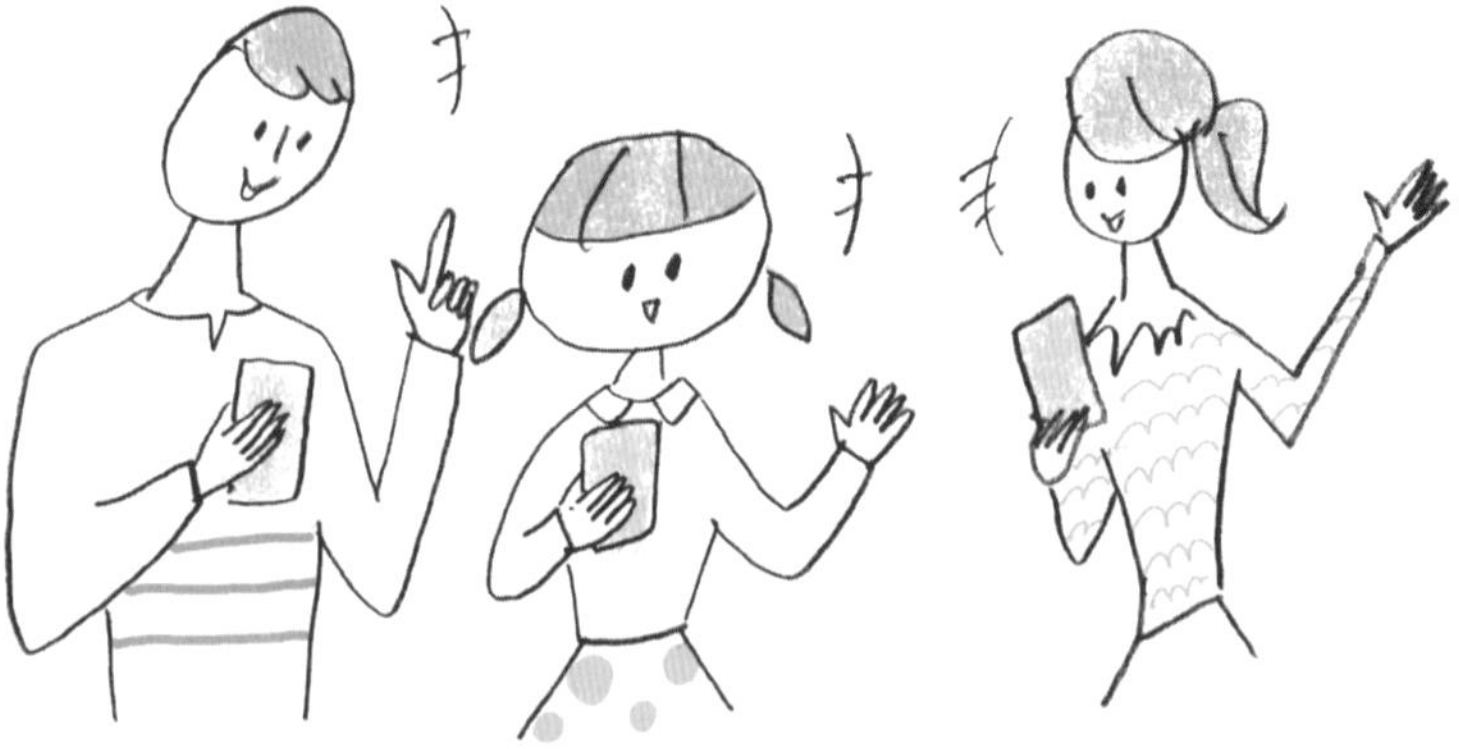

災害が発生したとき、家族が一緒にいるとは限りません。過去の大災害では毎回、電話回線がパンクしつながらなくなっています。**お互いの安否確認をどうするのか、あらかじめ家族で話し合い、情報共有しておきましょう。**前ページで紹介した「災害伝言ダイヤル」を利用するのもおすすめ。体験利用日に一度使ってみるといいですよ。

我が家では、災害が起きてから15分以内に電話で連絡を取り合うと決めています。つながらない場合は、そこから30分後、1時間後、1時間半後、3時間後にかけます。焦って短時間で何度も電話して、貴重なバッテリーの消耗を防ぐためです。

災害時には停電で充電できなくなる可能性もあります。被害状況などを情報収集するためにも、バッテリーはできるだけ無駄にしたくないのです。

避難先を前もって考えておく

三密回避のため、避難所に入れないことも

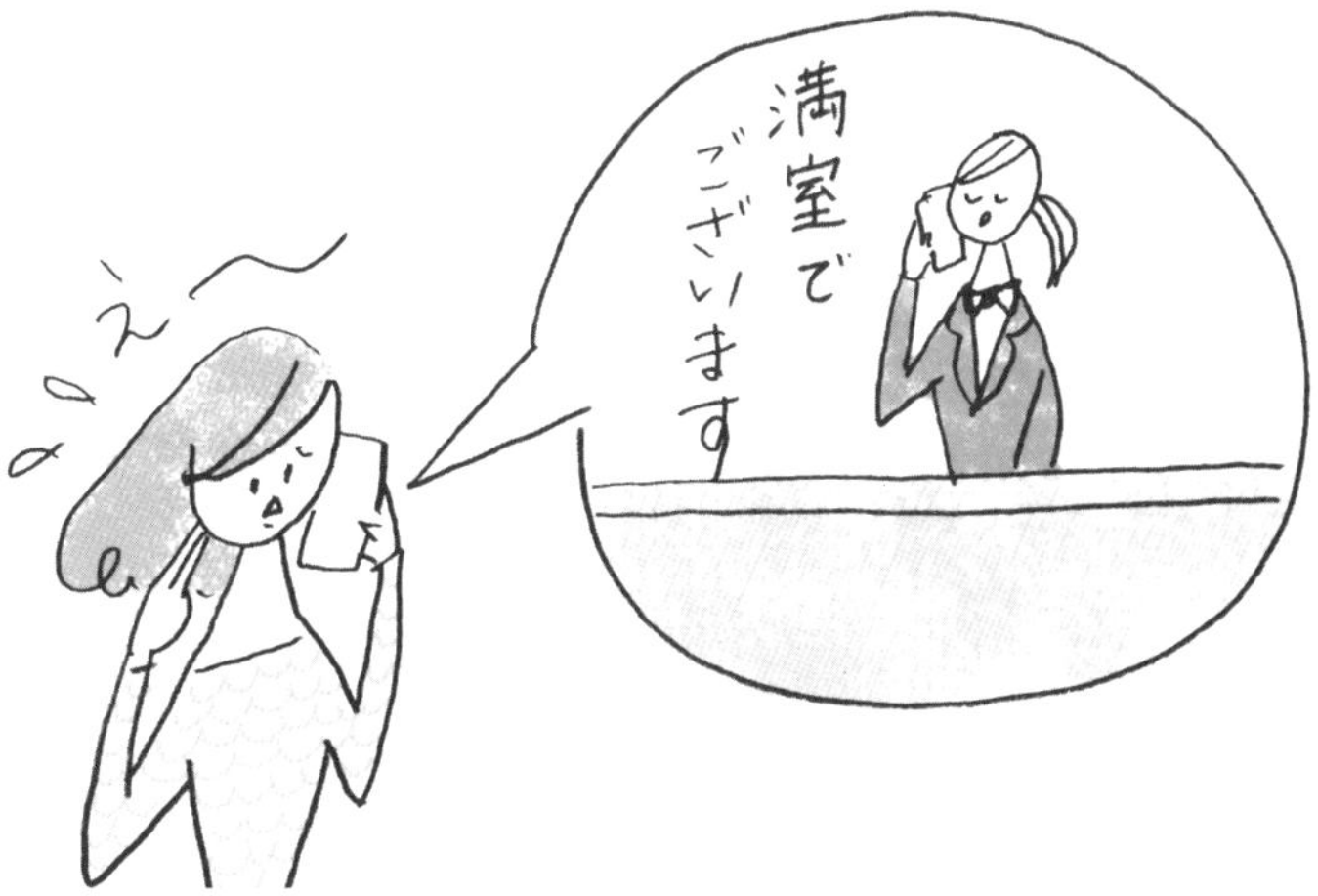

三密を防ぐため、避難所は受け入れ人数を大幅に減らしています。行っても入れるとは限らないのです。ホテルや旅館、安全な場所に住んでいる親戚や知人宅なども避難先の候補に入れましょう。

避難先を確保するには自分で判断し、早めに動くことが大切です。2020年の台風10号では、鹿児島や熊本のホテルは、2日前には満室になりました。

自宅が冠水や地震での倒壊リスクがあるなら、親戚や知人宅への避難を今すぐお願いしましょう。受け入れてもらえる前提で行動するのは控えて。あなたは、いきなり手ぶらでやってきた親戚を快く受け入れられますか？　トラブルを防ぐためにも、身を寄せる期間を決め、**食べ物、水、着替え、コロナ対策グッズなどの必要物資はすべて持参する**つもりで備えておきましょう。

停電・断水に備えておこう

復旧までに1か月以上かかることも

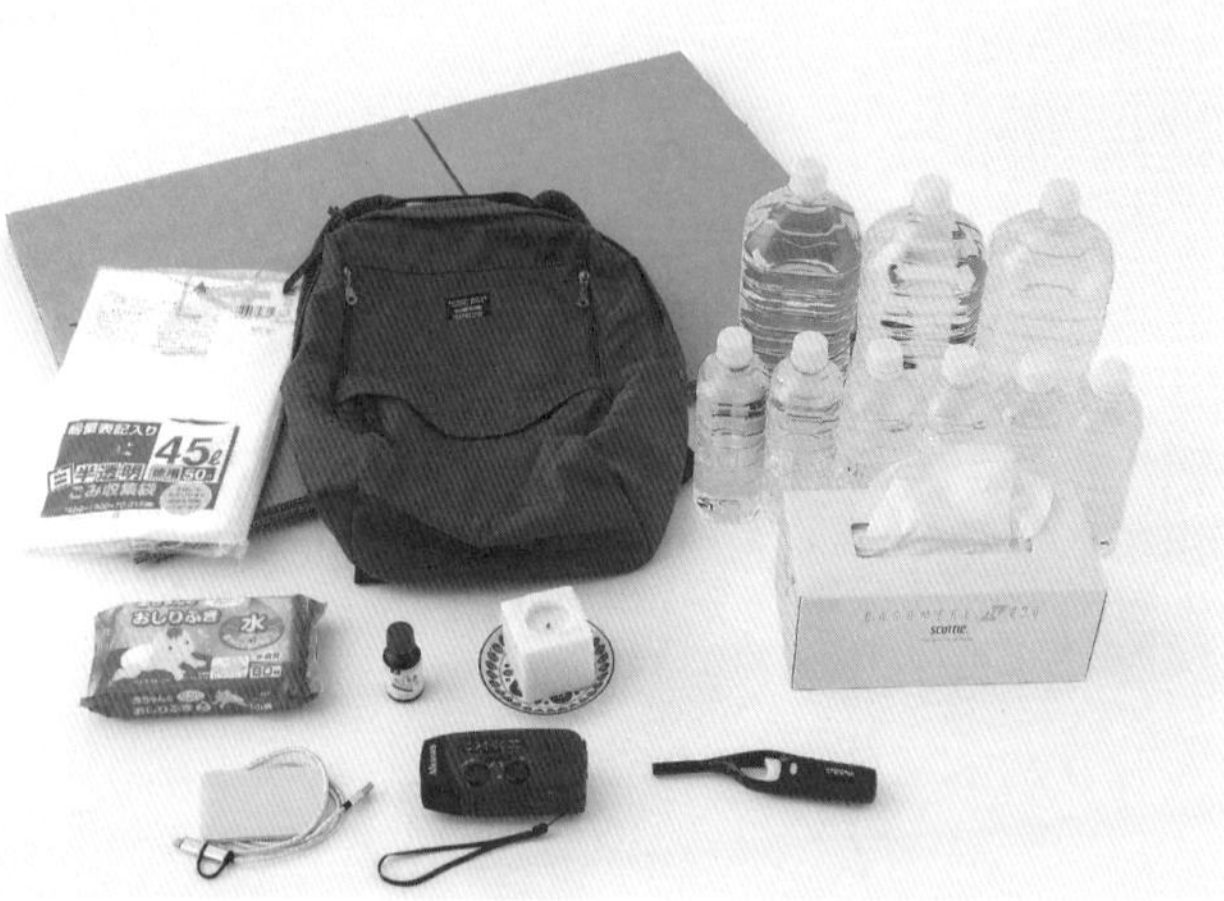

水は必ず用意して。リュックと段ボール、45ℓのゴミ袋があれば水をためられます（P122参照）。バッテリーはフル充電すること。手回し充電ラジオ、ガスライターも用意。体拭きシートやハッカ油も便利です。

災害が起きると、水道、ガス、電気が止まる恐れがあります。地震はもちろん、台風や水害も例外ではありません。

停電で怖いのは、家電が使えないなどに加えて、「停電断水」という現象が起こること。水道は止まっていなくても、**水をくみ上げるポンプが停止することで断水します。**水が飲めない、料理が作れない、トイレや風呂も使えず、汚れものも洗えません。

復旧にはかなりの時間がかかります。2019年、台風の影響で停電が起きた千葉県では、ひと月近くかかりました。**給水車は遅くても10日以内にはきますが、それまでは自分でしのがなくてはなりません。**ガスについては、カセットコンロがあれば料理や体を温めるためのお湯を作ることはできます（P104参照）。平時から、上に紹介した対策は最低限しておきましょう。

自宅の冠水リスクを予測する

降り始めから100㎜を超えたら危険

雨の強さと降り方

雨の強さ	1時間あたりの降水量	降雨の状況・イメージ
猛烈な雨	80㎜以上	息苦しくなるような圧迫感。恐怖を感じる。
非常に激しい雨	50㎜以上80㎜未満	滝のようにゴーゴーと降り続き、傘がまったく役に立たない。
激しい雨	30㎜以上50㎜未満	バケツをひっくり返したように降り、道路が川のようになる。
強い雨	20㎜以上30㎜未満	どしゃ降りで、傘をさしていても濡れる。
やや強い雨	10㎜以上20㎜未満	ザーザーと降り、足元が濡れる。

日本気象協会 tenki.jp

命を守るには、降雨の状況をイメージして「危険度を把握する」のも大切

地震と異なり、水害は備えられる災害。**台風や大雨の危険が近づいているというニュースや気象情報に敏感になりましょう。**降雨量をイメージしておくことも大切。記録的な豪雨となった2019年の台風19号では、年間降水量の3〜4割にもあたる雨がわずか1〜2日の間に降りました。降り始めから100㎜を超えたら、浸水や土砂災害への警戒を強めましょう。

浸水するリスクが高い地域に住んでいる場合には、土のうを積むなどの浸水対策も大切です。同時に、早い段階で自主避難することを検討しましょう。

マンションの高層階も油断は禁物。部屋は無事でも、地上に下りられなくなるリスクがあります。水が引くには時間がかかります。最低でも10日間は家から出なくても生活できるように備えておきましょう。

避難を決めるタイミング

台風なら上陸3日前には決断を

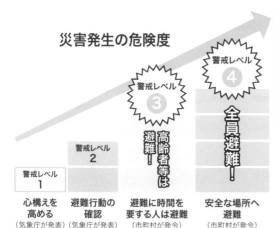

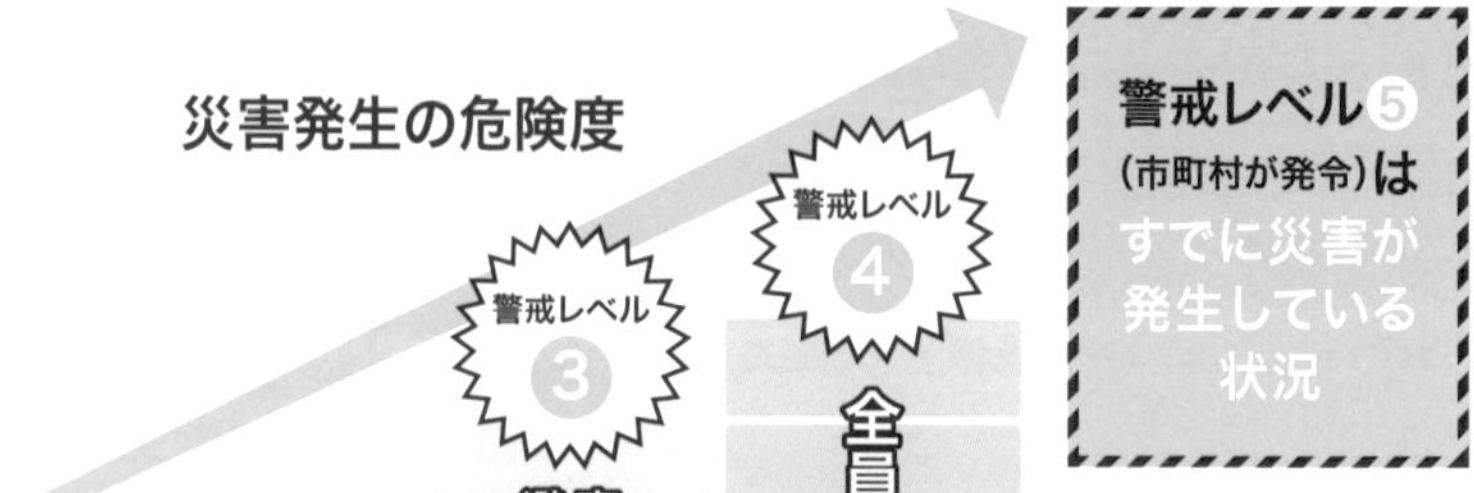

発災したときはこの図をもとに行動しましょう。なお、警戒レベル5で避難開始は遅すぎます。高齢者や子供、障がい者などの災害弱者がいるなら、警戒レベル3が出たら即行動を起こしましょう！

「ハザードマップ」で自宅や職場の危険度を確認したことはありますか？冠水の恐れがあるとわかったら、平時から高台にあるホテルなど、安全な避難先の目星をつけておきましょう。県外の温泉やリゾートもアリです。

要は、**台風や豪雨の予報が出てから慌てて避難先を決めるのでは遅い**のです。直前になると予約が殺到する可能性があります。台風なら上陸の3日前までには予約を済ませ、できれば前日、遅くとも当日朝には避難すること。

避難の決断が遅れてしまった場合でも、あきらめないで。**水位が足首の高さまできている状況や、周囲が暗くなってしまってからの避難行動はかえって危険**です。無理に避難所を目指すより、自宅のできるだけ上の階（2階以上）や近隣にある頑丈で高い建物に〝垂直避難〟しましょう。

地震の型を見分けられると生存率UP

「海溝型」と「直下型」の2種類がある

鳴った後に揺れる ← 緊急地震速報が → 鳴る前に揺れる

海溝型地震	
揺れ方	始まりはゆるやかに揺れ、ゆっくり回りながらだんだん強くなる
時　間	長い（2～3分）
特　徴	広範囲で揺れる・津波が起きる
対処法	海・河川の近くにいる人は高いところに逃げて！

直下型地震	
揺れ方	ズドンと突き上げてから横揺れ
時　間	短い（1分以内）
特　徴	自分の住んでいるエリアに近いところだけが揺れている
対処法	揺り返しがあり得るので逃げるかとどまるか冷静に判断を

地震には「海溝型」と「直下型」の2種類があります。地震が起きたとき、どちらのタイプかが判断できると、その後にとるべき行動がわかり、生き延びる確率が高まります。

海溝型は最初に小さく縦に揺れた後、ゆっくりと大きく横に揺れ、うねりが激しくなり、数分間続くのが特徴。多くの場合、緊急地震速報が鳴った後に揺れます。**津波が起きる可能性がある**ので、海や河川の近くにいる人はなるべく遠くの高い場所に急いで逃げましょう。

直下型は緊急地震速報が鳴るよりも早く、下からドンと突き上げるように大きく縦揺れするのが特徴です。大抵は40～50秒程度でおさまります。津波はありませんが、**強い揺り返しがくる可能性が高い**です。倒壊する恐れのある建物にいる場合は、すぐに避難を！

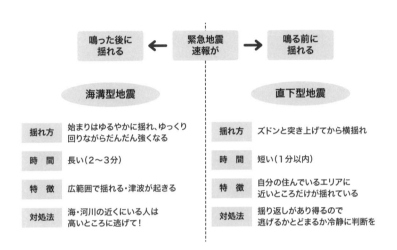

地震で命を落とさないための「ダンゴムシのポーズ」

マスターすれば生存確率がUPします！

首の後ろ（延髄）を守る

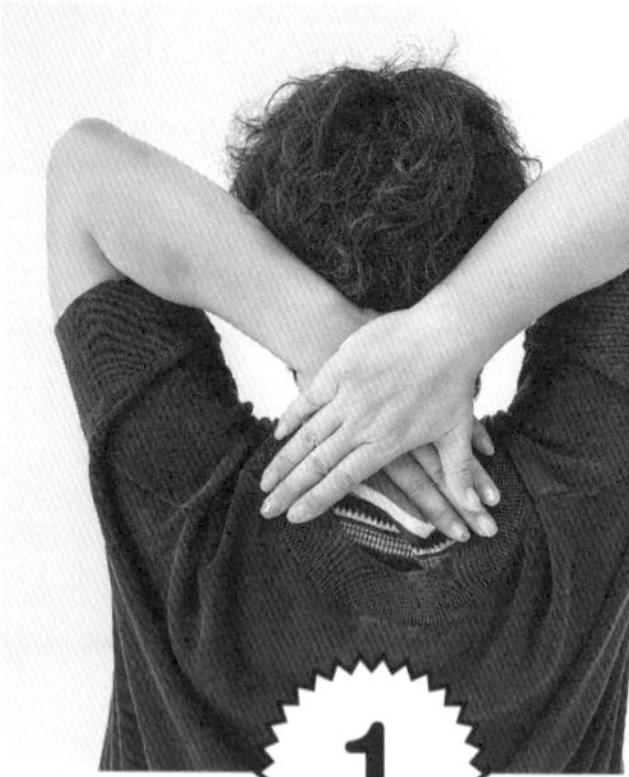

1

頭頂部を床につける

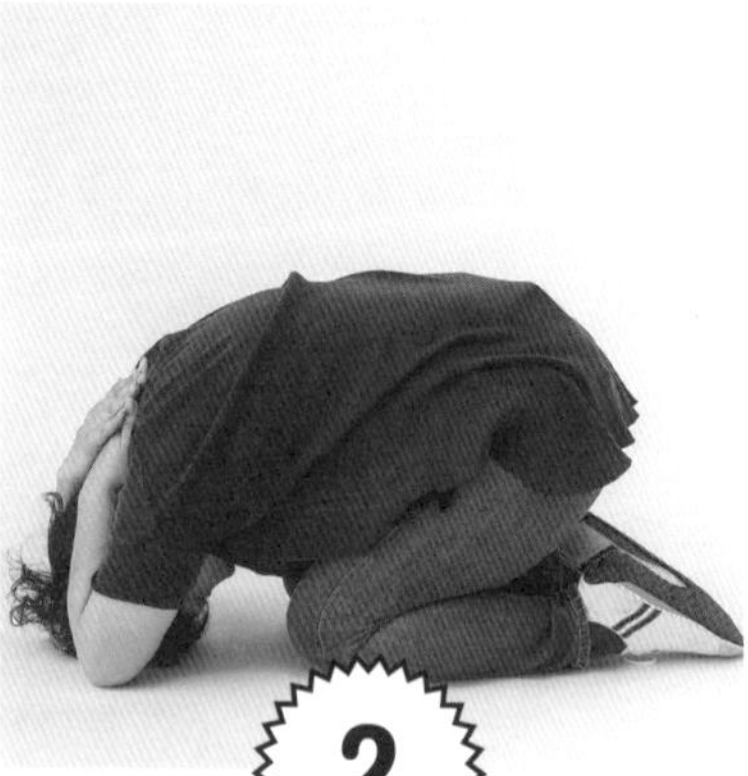

2

地震から身を守るために「ダンゴムシのポーズ」をマスターしましょう。地震が起きたら、すぐに「頭（延髄）」と「首と手首」「内臓」を守るのが大事。これらには大きな血管が通っています。大ケガをして命を落とさないために最適なのが、このポーズです。

①正座で座り、片方の手のひらで首の後ろ（延髄）を覆い、もう片方の手のひらを重ねる。②手の位置はそのままキープしながら、体を前に倒し、頭頂部を床につける。これで、ものが落ちてきても頭や首、内臓を守ることができます。布団をかぶったり、テーブルの下で実践するとさらに防御力が上がります。

これを読んだら、すぐにアラームをランダムにセットして。鳴ったらダンゴムシのポーズ！　これであなたの生存確率はぐっと上がります。

生き延びるには「情報収集スキル」が必要

信頼できるTwitterをフォローしておく

フォローしておきたいアカウント

首相官邸（災害・危機管理情報）……@Kantei_Saigai
気象庁防災情報……@JMA_bousai
内閣府防災……@CAO_BOUSAI
防衛省・自衛隊……@ModJapan_jp
総務省消防庁……@FDMA_JAPAN
自分の住んでいるエリアの自治体

被災時の情報収集は公のTwitterが一番！

発災後、身の安全を確保したら、すぐに情報収集を始めましょう。正確な情報をもとに、避難するか否かを決める必要があります。可能ならテレビやラジオをすぐにつけて。

居住エリアの被害状況、救援物資の情報、避難所の状態など、被災者として生きていくための情報も必要になります。**一番情報が早いのはTwitter。**平時から、信頼できる公共機関のアカウントをフォローしておきましょう。スマホに「Yahoo！天気」など、防災に役立つアプリを入れ、プッシュ通知を設定するのもおすすめです。

私は、**実名や所属を出していない人のSNSは信用しません。**過去に発信したツイートなどを見て、信頼に値するかを判断しています。デマに惑わされないよう、見る目を養って。

家にあるものでなんとか食べつなぐ

食材が尽きないように食べ方に工夫を

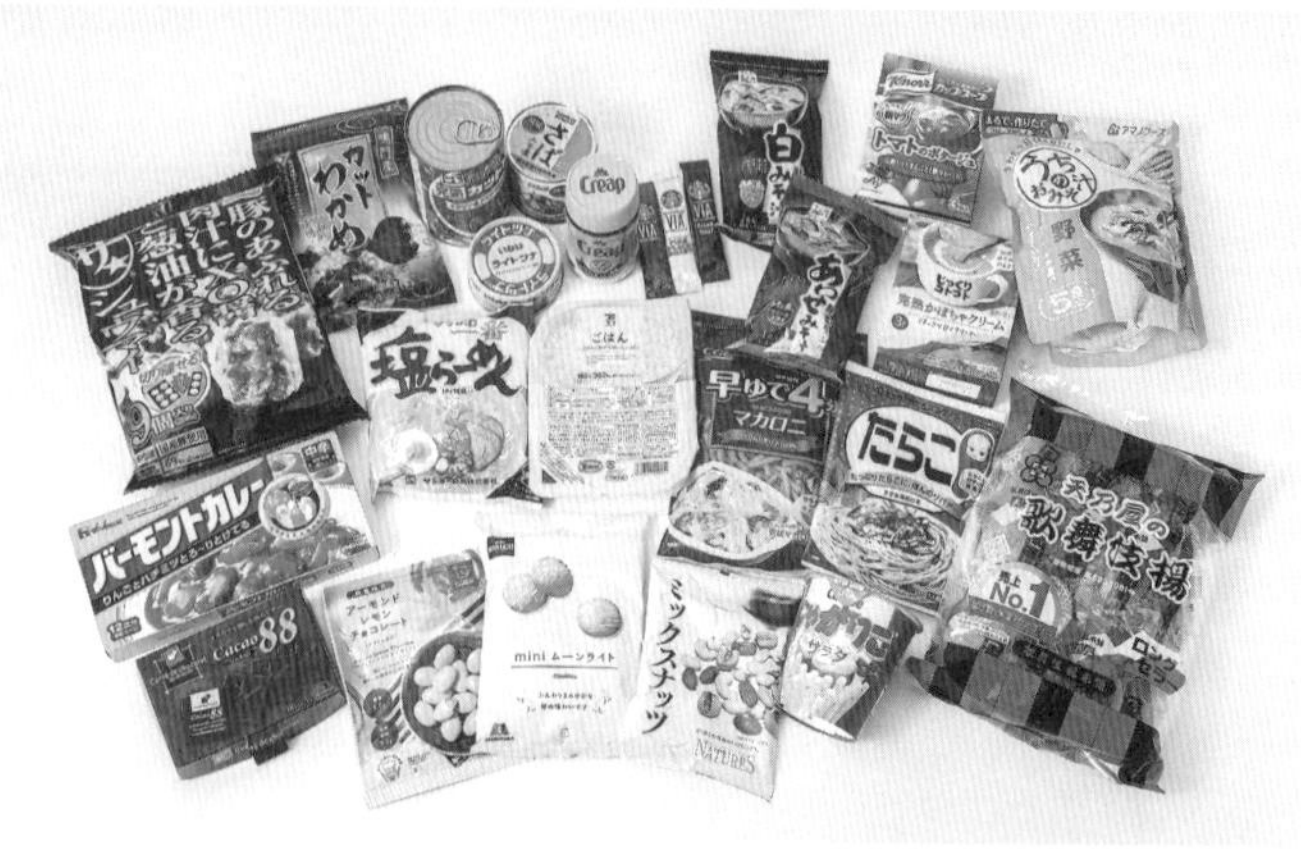

私の備蓄食材。ストレス解消に、歯ごたえのあるお菓子類。日持ちして腹持ちもいい乾物。缶詰、パスタソース、フリーズドライの味噌汁は、そのままはもちろん、味に変化を出すための調味料がわりに使えます。極限生活でホッとするため、大好きなコーヒーをかさばらない粉末でも用意しています。

災害が起きて流通が止まった場合は、家にあるもので食べつなぐ必要があります。ここでP100で紹介した「備蓄品」が役立ちます。なるべく長期間を食べつなぐコツは、

①まずは日持ちしない生鮮食品から食べる。

②冷凍してある食材は、溶けるまで食べずに置いておく。

③乾物は少しずつ食べる。

②を可能にするため、冷凍庫はなるべく開けないこと。冷気を逃がさなければ、停電しても数日は冷凍状態を維持できます。

食材が尽きないよう、量は〝腹七分目〟に。よく噛んで食べると、少量でも満たされます。

栄養バランスは気にしすぎないこと。被災下では〝とにかく食べて生き延びる〟を最優先に！

食事は“味チェン”して飽きない工夫を！

塩味からスタートして最後はカレーに

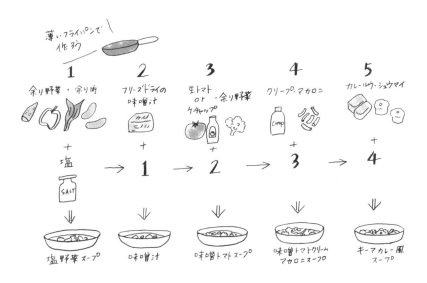

被災下では、限られた食材でも飽きないように工夫しましょう。

上は、〝味チェン法〟の一例です。①余り野菜・余り肉を使った塩味スープ→②フリーズドライの味噌汁を入れて味噌汁にチェンジ→③生トマトかケチャップを入れて味噌トマトスープに→④クリープを足して、味噌トマトクリーム味→⑤最後はカレー味。これで**5種類の味が楽しめます。**

後にいくほど旨味たっぷりになりますよ。好きなタイミングでごはんやうどん、パスタやチーズなどを入れると、さらにバリエーションが増えます。

ここでも**「あるものでなんとかする」**の精神が役立ちます。生トマトや牛乳がなくても、ケチャップやクリープで代用。冷凍シュウマイをカレーに入れるとキーマカレーのできあがり。あなたのアレンジ力を最大限に発揮して。

段ボール、リュックで水をためられる

水汲み用のポリタンクがなくても大丈夫

ゴミ袋を二重にして段ボールやリュックにかぶせる

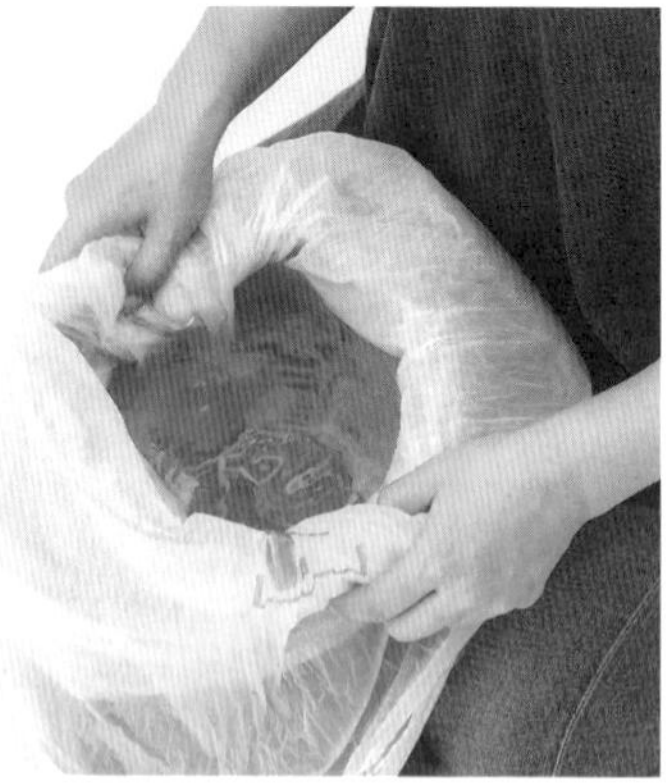

水を汲んだら、こぼれないようビニール袋をしっかり縛る

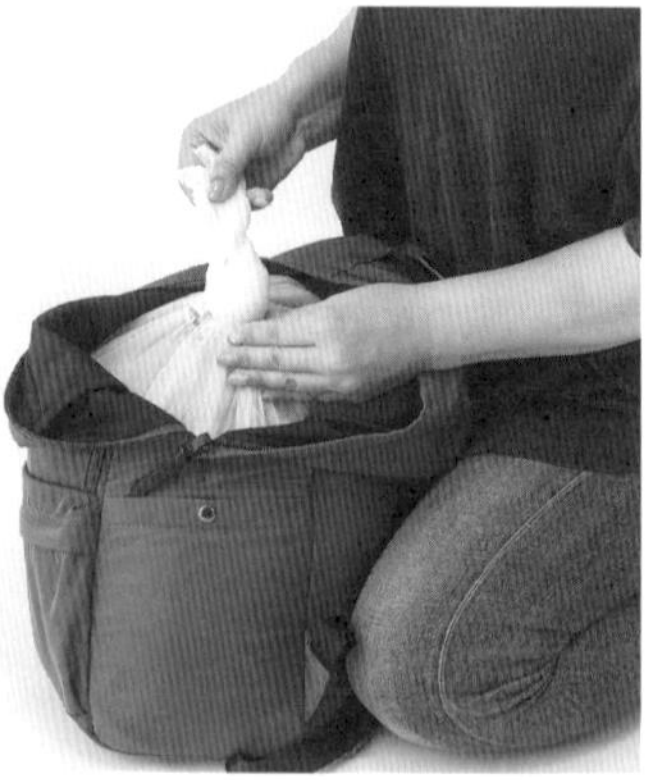

給水車から水をもらう際に、容器がなくてペットボトルを持ってきている人がいました。それも、500㎖を2本だけ。**給水車は週に1回程度しかこない**ことが多いので、〝あの人、困っただろうな〟と心配になりました。

被災下で生き延びられるのは、「水を入れるには専用の容器でないと」という思い込みの枠を外せる人です。専用のポリタンクを持っていなくても、ゴミ袋（45ℓ）があれば大丈夫。段ボールやリュックに水をためられます。**ゴミ袋を二重に重ねて、水を汲み、最後にゴミ袋の口を縛ればOK。**段ボールを使う場合は底が抜けないよう、ガムテープでしっかり補強して。

同じ重量でも、ポリタンクだと手がちぎれそうになりますが、リュックだと軽く感じます。しかも背負えるので、家に持って帰りやすいです。

人と話すときは同じ方向を向いて

飛沫を浴びない・浴びせない！

向かい合う・ふれ合う

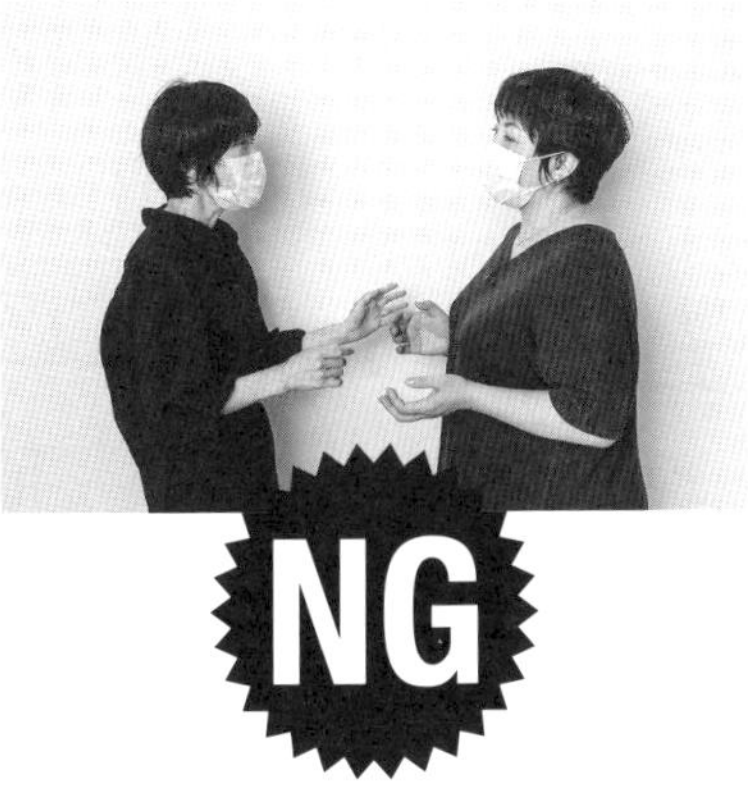

距離を取り同じ方向を向く

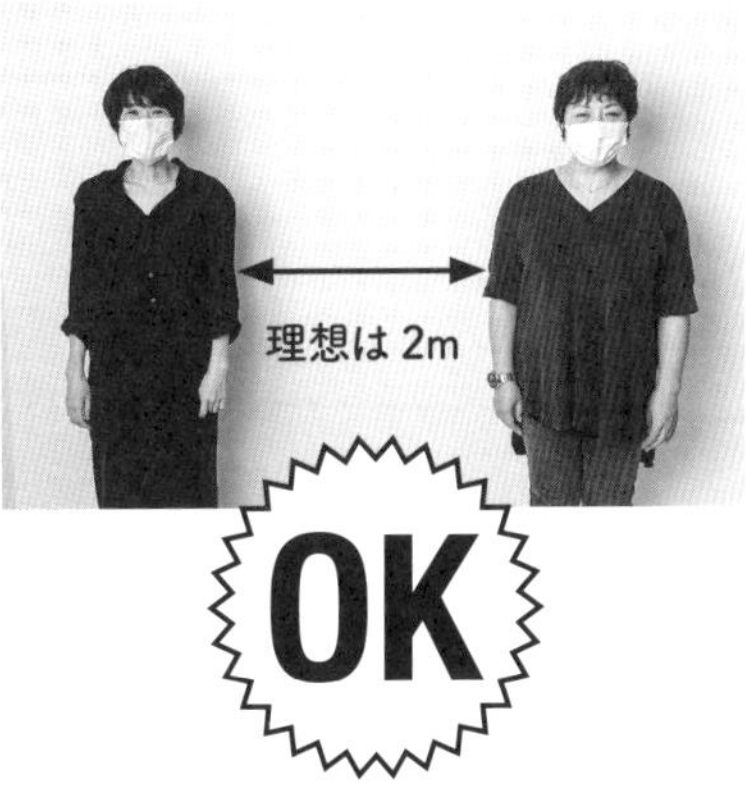

コロナ以前の避難所では、避難してきた人たちがみんなでテレビを見ながら「大変だね」「頑張ろう」とお互いに声をかけ、励まし合い立ち上がってきました。でも今は、感染を恐れ、他人と距離を置き、一人でじっと黙っている人が多いです。

不安な状況下で誰ともしゃべらずにいると孤独が募り、気持ちが沈みます。「飛沫を浴びない・浴びせない」というルールを意識しながら、周囲の人と会話を交わし、うまくガス抜きをしましょう。

人と話すときは2m離れるのが理想です。どうしても距離が近づく場合には、向かい合わずに同じ方向を向きましょう。**顔を見ないまましゃべっても、心を通わせる会話ができれば十分。**それが、「みんなで頑張ろう」という雰囲気につながります。

避難所での感染を防ぐ方法

基本は変わらない。手洗い・うがい 三密を防ぐ・オモロク生きる

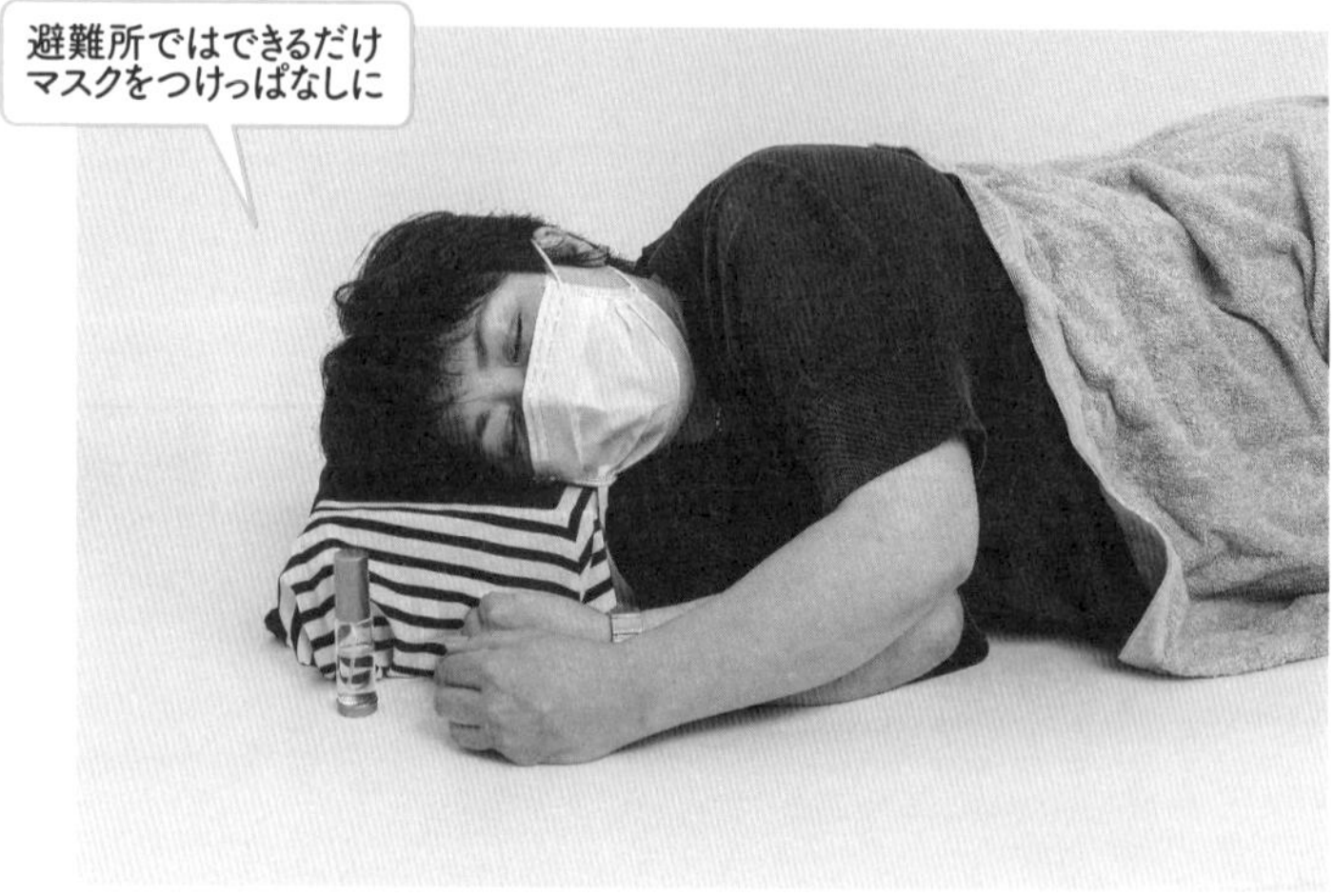
避難所ではできるだけ
マスクをつけっぱなしに

避難所でも、コロナ対策の基本は変わりません。できる範囲で手洗いとうがいをし、なるべく三密を避けること。

マスクはできるだけはずさないで。日中はもちろん、寝るときもつけたままにすることをおすすめします。

2018年、西日本で起きた豪雨では、**避難所で風邪が大流行**しました。原因を調べると、口を開けて寝ていることと判明したのです。被災者に、就寝中に口を閉じるようにテープを貼ったところ、風邪患者は一気に減少しました。

被災下では睡眠の質が落ちるため、口を開けて寝る人が多いです。自分も飛沫を出し、周りの人の飛沫を吸い込むことになります。また、口が乾いていると新型コロナウイルスがつきやすくなります。これで感染リスクが上がります。だからマスクが大事なのです。

リラックスできる態勢に。免疫力も上がる！

避難所を和やかにする効果も

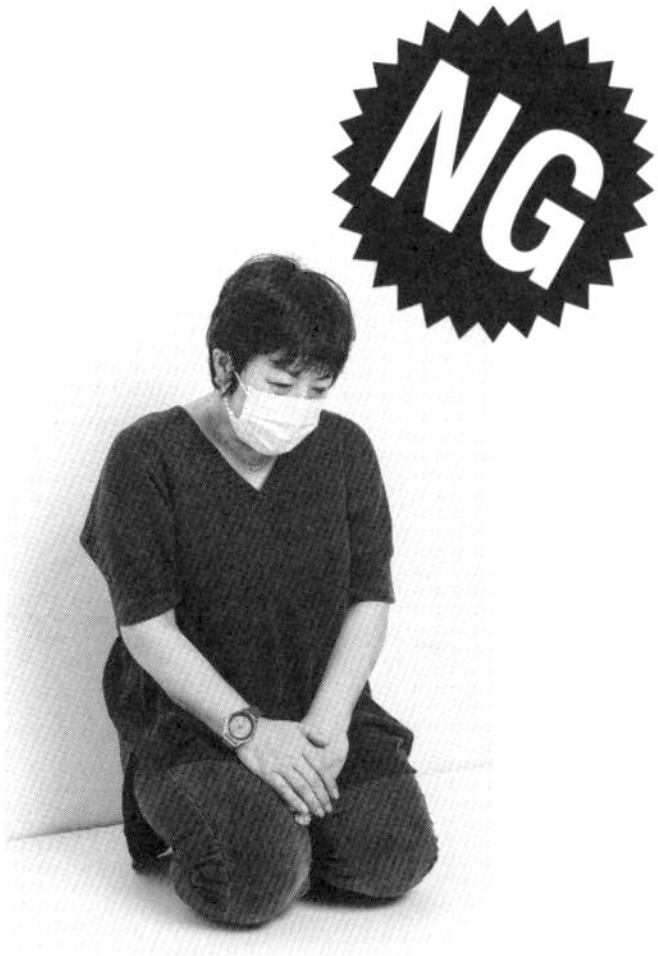

人目を気にして正座

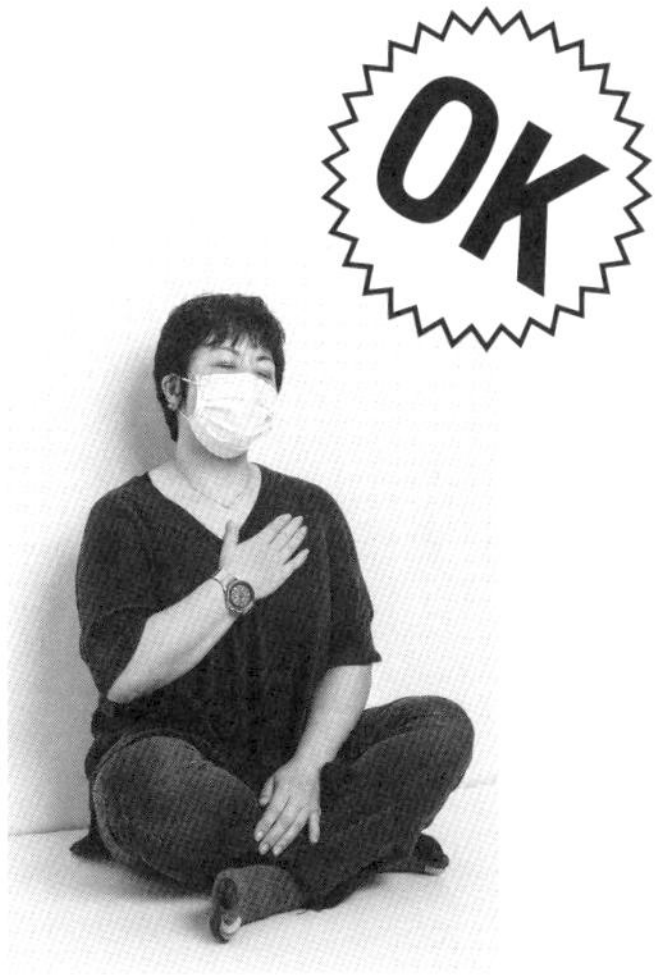

あぐらをかく

避難所では見ず知らずの人と生活を共にすることになります。特に年配の方は、人目を気にして、正座を崩しません。これではいつまでも緊張が解けません。いいと言われている体育座りは、顔が下を向くので、気持ちも自然と下向きになってしまいます。

私は、避難所ではあぐらをすすめます。体がほぐれて、ストレスが軽減。さらに、**ＯＫ写真のように胸に手を当てると、緊張をほぐす効果が。**レスキューナースは、被災地で不安を解消したいときにこのポーズを取ります。

あぐらは行儀が悪い、と躊躇するかもしれません。でも、メリットのほうが多いです。**あなたに緊張をほぐす突破口になってほしい。**誰か一人が姿勢を崩せば、周りもそれに倣うもの。それが避難所の張りつめた空気を変え、全体のストレスを緩和させるのです。

自前の消毒アイテム。ぜひ分けてあげて

クラスターを発生させないためにできること

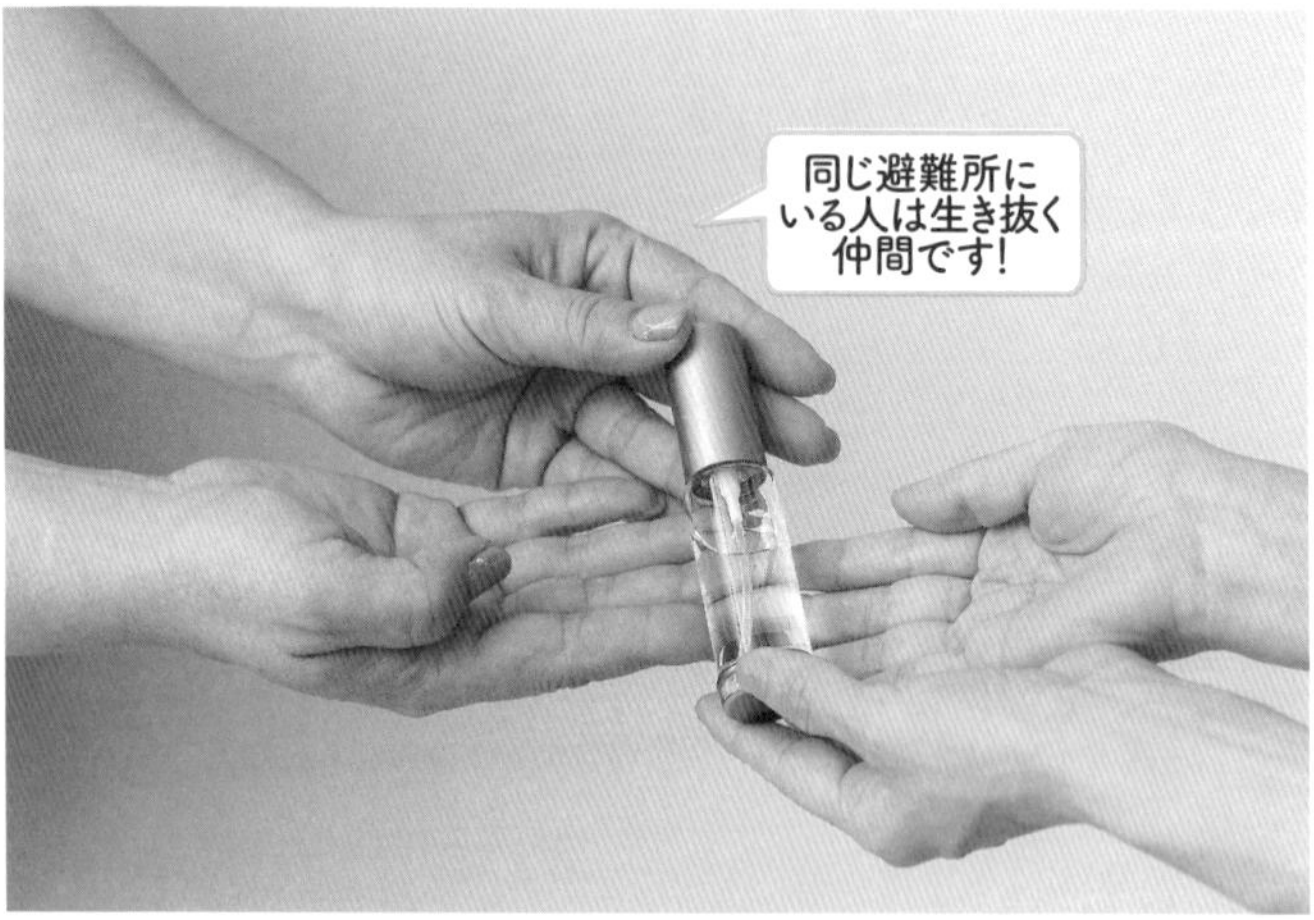

〝この災害を一緒に乗り越えるチームになろう〟。避難所でそう行動できる人がいると、殺伐とした空気が和らぎます。たとえば消毒液。**持っていない人に、余裕のある人が分け与える**ことで、みんなが消毒できます。

私は、非常用持ち出し袋に逆性石けんの原液を1本入れています。これを水道水で薄めて、たくさんの消毒液を作ることができます。持っていない人にも分けてあげられるのです。

自分ひとりが消毒しても、避難所内で新型コロナが流行したらアウトです。自分も感染する確率が非常に高くなります。消毒液を分けることは、避難所全体の感染リスクを下げるのです。今、食料は分けないほうがいいですが、消毒液ならアリだと私は考えます。

ぜひ、あなた自身が「分け与える人」になってください。

おわりに

コロナ禍で生き延びるのは、自分で決断できる人です。できることを淡々と、細く長く行う。コロコロ変わる常識に、いちいち振り回されない。

コロナが私たちに問うているのは、「自分軸」です。

この本を読んで、「全部はできない」と思った人も、何をするか自分で選んでください。たとえ全部できなくても、できる範囲でやってみましょう。

その一歩が〝コロナ×災害時代〟を生き抜くスキルを上げてくれます。

あなたの中の「不安というウイルス」を殺菌しましょう。本書が、そのワクチンになるのなら、こんなにうれしいことはありません。

この本を作るにあたってお世話になったすべての方々に感謝を捧げます。

そして、読んでくださったあなたにも。

ありがとうございました！　一緒に生き抜こうね。

辻　直美

レスキューナースが教える
新型コロナ×防災マニュアル

発行日　2020年11月20日　初版第1刷発行

著者　辻 直美

発行者　久保田榮一
発行所　株式会社 扶桑社
〒105-8070
東京都港区芝浦1-1-1
浜松町ビルディング
電話　03-6368-8870（編集）
03-6368-8891（郵便室）
www.fusosha.co.jp

印刷・製本　株式会社 加藤文明社

デザイン　小栗山雄司
撮影　林 紘輝（扶桑社）
イラスト　やのひろこ
図版制作　松崎芳則（ミューズグラフィック）
DTP　生田 敦
校閲　小西義之
構成　島影真奈美（馬場企画）
編集　友部綾子（扶桑社）

※本書は、2020年10月時点での状況・情報・エビデンスをもとに編集しています。新型コロナウイルス感染症については、日々状況が変化し、新しくわかることも多々ありますので、最新の情報は直近の記事や情報をご参照くださいますようお願いいたします。

Printed in Japan
ISBN 978-4-594-08628-2

辻 直美
国際災害レスキューナース
一般社団法人育母塾 代表理事

看護師として活動中に阪神・淡路大震災を経験。実家が全壊したのを機に災害医療に目覚める。看護師歴29年、災害レスキューナースとしては26年活動している。国境なき医師団、国際緊急援助隊医療チームに所属。被災地派遣は国内22件、海外2件。被災地での過酷な経験をもとに、本当に使える防災術を多くの人に知ってほしいと、大学での防災に関する講義・講演や、小中学校での授業を精力的に行っている。2015年3月から1年間、毎日新聞夕刊・関西版で防災についてのコラムを執筆。現在、大阪市防災・危機管理対策会議で防災専門家として活動中。大阪市福島区被災地学習選定委員も務めている。レスキューナースの活動と並行して、「たった3秒で赤ちゃんが泣き止む」と話題の「まぁるい抱っこ」を提唱。子育てに悩む母親たちから絶大な支持を得ている。

著書に『レスキューナースが教えるプチプラ防災』（小社）、『どんなに泣いている子でも 3秒で泣き止み3分で寝るまぁるい抱っこ』（講談社）

まぁるい抱っこ 一般社団法人 育母塾公式サイト
https://ikubojuku.org/

オフィシャルブログ
https://ameblo.jp/slinglife-love-nao/

Twitter　@tobecoolnao

Instagram
災害防災は @nao_saigairescue
抱っこは @tsuji_naomi

プチプラ防災LABOちゃんねる
https://www.youtube.com/channel/UCHjocrSJqLoQMqkoccN0Nlg